主编 焉鹏 赵景润 马清珠 郎翠翠

消化内科
疑难病例解析

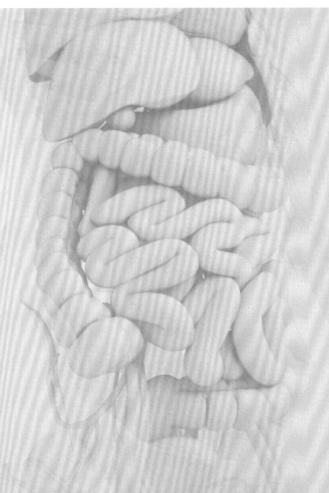

山东科学技术出版社
·济南·

图书在版编目（CIP）数据

消化内科疑难病例解析 / 焉鹏等主编. --济南：山东科学技术出版社，2022.3
ISBN 978-7-5723-1084-3

Ⅰ.①消…　Ⅱ.①焉…　Ⅲ.①消化系统疾病—疑难病—病案—分析　Ⅳ.①R57

中国版本图书馆CIP数据核字（2021）第250472号

消化内科疑难病例解析
XIAOHUA NEIKE YINAN BINGLI JIEXI

责任编辑：徐日强
装帧设计：魏　然

主管单位：山东出版传媒股份有限公司
出 版 者：山东科学技术出版社
　　　　　地址：济南市市中区舜耕路517号
　　　　　邮编：250003　电话：（0531）82098088
　　　　　网址：www.lkj.com.cn
　　　　　电子邮件：sdkj@sdcbcm.com
发 行 者：山东科学技术出版社
　　　　　地址：济南市市中区舜耕路517号
　　　　　邮编：250003　电话：（0531）82098067
印 刷 者：山东联志智能印刷有限公司
　　　　　地址：山东省济南市历城区郭店街道
　　　　　　　　相公庄村文化产业园2号厂房
　　　　　邮编：250100　电话：（0531）88812798

规格：16开（170 mm×240 mm）
印张：15.75　字数：233千　印数：1~1500
版次：2022年3月第1版　印次：2022年3月第1次印刷
定价：128.00元

编者名单

主　编　焉　鹏　赵景润　马清珠　郎翠翠

副主编（按姓氏笔画排序）

石　莎　卢克美　刘丽凤　许春红　李山山
房春芳

编　者（按姓氏笔画排序）

马清珠	王金燕	王学昌	冯　倩	卢　燕
卢克美	石　莎	刘丽凤	吕汝西	许春红
张化岭	李山山	李文杰	李超斌	杨学超
邹雪飞	陈　楠	房春芳	牧　莹	郎翠翠
赵景润	郭欣欣	陶惠敏	高占娟	焉　鹏
曹玉宁	臧立娜			

序

近年来，医学技术发展迅猛，日新月异。消化科随着影像技术，尤其是消化内镜技术的发展，更是如虎添翼，有了长足的进步。但是，再先进的仪器设备，也不能代替临床思维的过程；尤其是临床遇到疑难病例时，严谨和正确的临床思维，才是医生做出正确诊断，进而采取正确治疗措施的法宝。

医学临床实践过程中常常会遇到一些疑难病例，这些病例确诊的过程往往是艰难而曲折的，常常伴随多学科的讨论、多种检查手段的应用，不管是医师还是患者，都付出了很大的代价。通过对这些病例的整理，总结失败的教训、成功的经验，能够很好地提高对疾病的认识，培养临床医学生和青年医师独立思考、分析问题和解决临床问题的能力。聊城市人民医院是山东省区域医疗中心，消化内科是山东省重点学科，同时也是北京市消化疾病中心聊城基地，临床病源充足、病种丰富，对消化系统疑难及危重疾病诊治经验丰富。由聊城市人民医院消化内科团队撰写的这本书，总结和归纳了近40个疑难及典型病例，内容精彩而丰富，实用性强，适用于年轻内科医师参考学习，是一部很有价值的参考书，特向大家推荐。

首都医科大学附属北京友谊医院院长
国家消化系统疾病临床医学研究中心主任

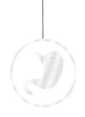

前言

　　疾病的诊断是治疗的前提。对疾病的诊断就像是一个破案的过程，你需要收集证据，逻辑推理，做出推断，进行验证，拨开迷雾，直达疾病的中心。当疾病诊断明确时，眼前就会豁然开朗，一切疑问便得以解释，这种酣畅淋漓、内心满足是对医者最大的奖赏。

　　在临床工作中，我们时常会遇到这样的病例，诊疗过程曲折缠绵，很有典型意义和教育意义，它存在于我们日常的工作交流中，时常会让我们惊叹：竟然是这个原因？你是怎么想到的？当时要是早一点想到就好了！这些病例就像一粒粒珍珠，散落在各个角落。而我们编撰这本病例集的初衷，就是要把这一粒粒珍珠串成一条项链，让口口相传的病例变成文字，给我们启迪，让我们记住教训，使以后的工作少走弯路，更好地提高诊治水平，造福患者。

　　书中的病例并不仅仅涉及消化系统疾病，因为人体是一个不可分割的整体，很多其他系统的疾病患者会因为消化系统的症状而来就诊，我们不能自设藩篱，把自己局限于一个消化科医师，而应该站在一定的高度上，跳出专业的局限。只有这样，我们的诊治能力才会更上一层楼。

　　本书的病例展现了笔者真实的临床思维过程，有曲折，有失误，有不尽完美的地方，愿与各位同道沟通交流。鉴于编者的水平有限，书中疏漏之处，还请同道指正。

编　者

2021年7月

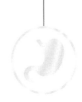

目 录

胺碘酮少见不良反应

病例特点

◎老年男性，急性起病。

◎以肝功能异常、皮疹、烦渴多尿为主要临床表现。

◎查体：精神欠佳，面色晦暗，皮肤黏膜及巩膜黄染，全身多发红色丘疹，压之不褪色，心、肺、腹无明显阳性体征。

◎辅助检查：总胆红素明显升高，病毒学和肝抗原抗体谱正常，肝胆影像学未见异常。

◎常规保肝等治疗效果欠佳，应用糖皮质激素疗效显著。

病例摘要

患者，男，60岁。因"食欲缺乏、尿黄半个月"于2017年6月8日入院。患者半个月前逐渐出现食欲缺乏，进食量减少约1/3，伴全身皮肤黄染、瘙痒，尿呈浓茶色，大便发白，并出现口干、烦渴、多饮、多尿，无发热，无腹痛、腹胀，无恶心、呕吐，于我院门诊就诊，行肝功能检查发现总胆红素明显升高，以"黄疸待查"收入院。

患者1个月前因急性心肌梗死行心脏冠脉支架置入术，术后出现心房颤动，应用胺碘酮转复为窦性心律，现口服"血脂康、阿司匹林、硫酸氢氯吡格雷片、胺碘酮"等治疗。

既往史：冠心病病史3年余。

个人史、婚育史、家族史无特殊。

入院查体

T 36.4℃，P 80次/分，R 20次/分，BP 90/60mmHg。神志清，精神欠佳，面色晦暗，皮肤黏膜黄染，全身多发红色丘疹，压之不褪色，未见肝掌、蜘蛛痣，浅表淋巴结未及。睑结膜充血，巩膜黄染，心、肺查体无明显阳性体征，腹平软，全腹无压痛及反跳痛，肝、脾肋下未触及，移动性浊音阴性，肠鸣音3次/分，双下肢无水肿。

实验室检查

肝功能：ALT 87IU/L、AST 54IU/L、ALP 754IU/L、GGT 297IU/L、总胆红素327.5μmol/L、直接胆红素198μmol/L。

血糖、电解质、肾功能、甲状腺功能检查未见异常。甲肝、乙肝、丙肝、戊肝、TORCH、肝抗原抗体谱、IgG4等检查均未见明显异常。

尿液分析、尿渗透压提示低比重尿、低渗尿。

IF-ANA（1∶100）阳性，抗核抗体谱均阴性。

影像学检查

腮腺ECT：双侧腮腺摄取及排泌功能均降低，余未见明显异常。

腹部CT：胆囊炎。左侧少量胸腔积液。心包积液。

蝶鞍（垂体）CT：蝶鞍区CT平扫未见明显异常。

诊　断

胺碘酮不良反应：肝、肾、皮肤及腮腺累及。

病例解析

该患者主要存在两个方面问题：肝功能异常及烦渴、多饮、多尿，按以上两条线索寻找病因。

1. 患者肝功能异常，以胆道酶及胆红素升高为主，转氨酶轻度升高，考虑存在胆汁淤积性肝病，院外超声未见胆管扩张、胆管占位等征象，不支持肝外胆道梗阻，但超声检查容易受胃肠胀气影响，存在局限性，进一步行腹部CT检查仍未见明显异常，考虑存在肝内胆汁淤积，常见原因有病毒性肝炎、原发性胆汁性胆管炎、胆汁淤积性药物性肝病、IgG4相关性胆管炎等，完善甲肝、乙肝、丙肝、戊肝、TORCH、肝抗原抗体谱、IgG4、抗核抗体谱等检查均未见明显异常，考虑存在药物相关性肝损伤的可能。

2. 患者口干、烦渴、多饮、多尿明显，常见原因有糖尿病、甲状腺功能亢进、尿崩症、干燥综合征、高钙血症、低钾血症、精神性烦渴、药物相关等。该患者完善血糖、甲状腺功能、电解质、垂体CT、肾功能检查未见异常，尿液分析、尿渗透压提示低比重尿、低渗尿，抗核抗体谱：IF-ANA（1∶100）阳性，余均阴性，腮腺ECT：双侧腮腺摄取及排泌功能均降低，余未见明显异常，提示有肾浓缩功能障碍及腮腺排泌功能降低。

此外，患者还有皮疹，面色晦暗，提示存在肝、肾、外分泌腺、皮肤等多系统损害。追溯病史，患者既往除冠心病外无其他病史，1个月前因急性心肌梗死行心脏冠脉支架置入术，术后出现心房颤动，一直口服"血脂康、阿司匹林、波立维、胺碘酮"等药物，近半个月逐渐出现黄疸、烦渴、多饮、多尿、皮疹，查阅相关文献，胺碘酮有淤胆性肝损伤、皮疹、面色晦暗、腮腺损伤等少见不良反应的报道，该患者自2017年4月24日行冠脉支架置入术至2017年6月8日入我科，胺碘酮静脉及口服用药总量达15.1g，累积剂量较大，因此，考虑患者的症状为胺碘酮不良反应所致。

患者入院后心电图示窦性心律，遂停用胺碘酮，给予常规保肝降黄治疗，监测肝功能初有下降趋势，后无明显改善，且烦渴、多饮、多尿加重，口干明显，舌皲裂，几乎不能进食，排除禁忌后尝试加用糖皮质激素治疗，患者烦渴、多饮症状逐渐减轻，进食好转，皮疹消退，肝功能指标逐渐好转，于2017年7月12日出院，院外口服泼尼松及甘草酸二铵肠溶胶囊治疗，激素逐渐减量，监测肝功能，至2017年7月30日患者肝功能正常，停用激素，随访数月，患者无不适。具体治疗经过见表1-1。

胺碘酮作为一种广谱抗心律失常药物，广泛应用于抗心律失常的治疗，其带来的不良反应受到越来越多地关注，常见毒副作用包括间质性肺炎、甲状腺毒性、肾功能不全、光敏毒性、角膜微粒体沉着、恶心、呕吐等，胺碘酮肝脏方面的毒副作用相对少见，以胆汁淤积性肝病为表现者更为少见，且往往预后欠佳，我们经治的该例胺碘酮导致胆汁淤积性肝病同时合并腮腺、皮肤受累的患者，治疗后预后良好。

通过分析该病例，可以加深我们对胺碘酮药物不良反应的充分认识，除常见致心律失常、甲状腺功能亢进外，尚有肝损害、皮疹、外分泌腺体受累表现，从而提高诊断水平，使患者得到及时准确的治疗。

表1-1 患者肝功能、症状及用药情况一览表

日期	ALT（IU/L）	AST（IU/L）	ALP（IU/L）	GGT（IU/L）	TBIL（μmol/L）	症状	用药
2017年6月14日	41	42	388	111	288.2	尿黄，烦渴，多饮，多尿，皮疹	复方甘草酸酐、思美泰、熊去氧胆酸、门冬氨酸钾镁
2017年6月20日	30	28	292	82	224.1	烦渴多饮加重，饮水量达5L/d，多尿，口干，舌皲裂	同前
2017年6月25日	正常	正常	271	70	232.4	烦渴加重，口干，几乎不能进食	同前
2017年6月30日	正常	正常	159	101	129.8	烦渴、多饮、多尿改善，皮疹消退	地塞米松5mg iv qd

续表

日期	ALT (IU/L)	AST (IU/L)	ALP (IU/L)	GGT (IU/L)	TBIL (μmol/L)	症状	用药
2017 年 7 月 5 日	正常	正常	115	95	83.3	无明显口渴，尿量正常	地塞米松减量至 2.5mg iv qd
2017 年 7 月 12 日 （出院）	正常	正常	100	80	70.3	尿色稍黄，余无明显不适	改用泼尼松 20mg qd po
2017 年 7 月 25 日	正常	正常	95	86	48.3	未诉不适	泼尼松 10mg qd po
2017 年 7 月 30 日	正常	正常	60	56	29.7	未诉不适	泼尼松 5mg qd po

病 例 点 评

药物不良反应有时会以多系统（器官）受累的形式出现，给诊断带来困难。本例患者的胺碘酮不良反应包括肝、皮肤、外分泌腺体及肾的受累，结合ANA阳性，应考虑是一种免疫反应介导的，糖皮质激素治疗的良好效果也支持这一推断。碘疹、蓝皮症（皮肤暗蓝色色素沉着）是其特征性改变，有助于诊断。胺碘酮的药代动力学特点是半衰期长，药物在脂肪组织中蓄积，药物清除缓慢，因此治疗疗程也要适当延长。

（陶惠敏　赵景润）

参 考 文 献

［1］苏云娟，宋毓青，董茜，等.静脉应用胺碘酮致急性肝损伤临床病例分析及文献复习［J］.药物不良反应杂志，2018，20（5）：359-365.

［2］Bratton H，Alomari M，Al Momani LA，et al. Prolonged Jaundice Secondary to Aminodarone Use：A Case Report and Literature Review［J］. Cureus，2019，11（1）：e3850.

［3］Murphy RP, Canavan M. Skin Discoloration from Amiodarone［J］. N Engl J Med，2020，382（3）：e5.

引起吞咽困难的少见食管疾病

病例特点

◎中年男性，急性病程。

◎以吞咽困难为主要临床表现。

◎查体：神志清，精神佳，浅表淋巴结未触及肿大，心、肺、腹查体未见异常。

◎内镜表现：距门齿25cm处可见息肉状隆起新生物，表面发红、覆白苔。

◎内镜黏膜切除术（EMR）术后病理明确诊断。

病例摘要

患者，男，59岁。因"进食梗阻感1个月"入院。患者1个月前无明显诱因出现进食梗阻感，进食固体食物时明显，进食半固体食物及流质食物无明显不适，偶有胃灼热感，无反酸，无吞咽疼痛，无食欲缺乏，无呕血、黑粪，无发热，就诊于我院门诊，行胃镜检查提示距门齿25cm处见1枚直径约

1.5cm的半球形隆起新生物，表面覆白厚苔，白苔周围黏膜表面发红、见扩张血管（图2-1），因活检有导致消化道出血的风险而未取活检。超声内镜提示新生物呈均质、高回声，边界清晰，局限于黏膜层（图2-2），为行进一步诊疗入院。患者自本次发病以来，神志清，精神可，体重无明显下降。

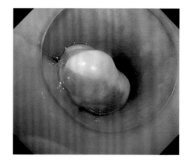

图2-1　胃镜距门齿25cm处可见息肉状隆起新生物，表面发红，覆白苔

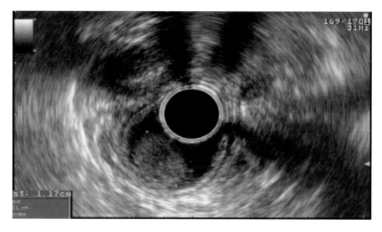

图2-2　超声内镜下新生物呈均质、高回声，边界清晰，局限于黏膜层

既往史：2型糖尿病20余年，近期口服二甲双胍、阿卡波糖，未规律监测血糖；高血压病史15年，长期口服替米沙坦40mg，每日1次，血压控制正常；高脂血症病史，未规律监测血脂。

个人史：吸烟史30余年，每日约20支，否认大量饮酒史。

婚育史：无特殊。

家族史：否认消化道肿瘤家族史。

入院查体

T 36.6℃，P 79次/分，R 18次/分，BP 120/75mmHg。神志清，精神可，睑结膜红润，浅表淋巴结未触及肿大。心、肺查体无明显阳性体征。腹部平坦，触软，全腹无明显压痛、反跳痛，肝、脾肋下未触及，叩诊呈鼓音，移动性浊音阴性，肠鸣音3次/分。双下肢无水肿。

实验室检查

三大常规、肝功能、血脂、出凝血机制、肿瘤标志物未见明显异常。

影像学检查

胸部强化CT提示中段食管可见边界清晰、向食管腔内生长的新生物，周围未见肿大淋巴结（图2-3）。

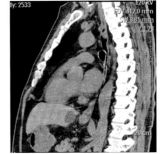

图2-3 胸部强化CT提示中段食管可见边界清晰、向食管腔内生长的新生物，周围未见肿大淋巴结

诊 断

食管化脓性肉芽肿。

治疗及转归

于2017年1月15日行EMR，术中操作顺利，无出血，黏膜层及黏膜下层未见粗大血管，术后给以患者禁饮食24小时，抑酸、保护黏膜、补液等治疗，患者恢复顺利，无消化道出血、发热等并发症。术后病理提示病变表面见鳞状上皮增生，间质水肿、充血，充满毛细血管，呈结节状排列（图2-4），诊断为化脓性肉芽肿。复查内镜可见术后瘢痕，黏膜光滑（图2-5），随访无异常。

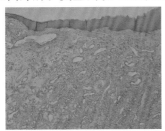

图2-4 病理提示病变表面见鳞状上皮增生，间质水肿、充血，充满毛细血管，呈结节状排列

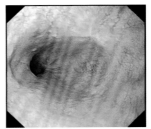

图2-5 复查内镜可见术后瘢痕，黏膜光滑

病例解析

该患者以吞咽困难为首发症状，结合患者为中年男性，既往大量吸烟、饮酒史，需首先排除食管癌，行上消化道内镜检查无食管癌证据，距门齿25cm处可见息肉状隆起新生物，表面发红、覆白苔、见毛细血管扩张，因此未取活检。超声内镜检查提示病变局限于黏膜层，血流丰富，周围未见肿大淋巴结。完善胸部CT亦未见肿大淋巴结，遂行EMR。术后病理明确诊断为食管化脓性肉芽肿。

化脓性肉芽肿起源于毛细血管，为血管瘤的一种特殊类型，常表现为息肉样新生物，最常发生于皮肤及口腔黏膜，发生于消化道者极为少见，发生于食管者更是罕见，自1983年Okumura首次报道食管化脓性肉芽肿，迄今为止报道不足30例。本病发病机制尚不明确，可能与机械性刺激、感染、化学性损伤、妊娠等导致食管反应性、异常血管增生有关，在不同性别及年龄段之间的发病率无明显差异。临床表现与病变体积及病程有关，可表现为吞咽困难、胸骨后疼痛、上腹部不适、消化道出血等，30%的患者无任何症状，而在体检时发现。偶有病变短期内生长迅速，形态发生明显改变，有文献报道短期内体积增大、形态改变也是其主要特征之一。上消化道内镜下多表现为息肉样、突向管腔的新生物，偶有表现为黏膜下病变者，颜色可为粉红、深红等，表面软、常覆白苔，有学者提出白苔诊断化脓性肉芽肿的敏感度及特异性均为100%，由于毛细血管丰富，活检后出血量较多，甚至可出现消化道大出血，因此尽量避免活检。超声内镜下表现为局限于黏膜层的病变，由于毛细血管增生丰富，多表现为高回声。病理特征为毛细血管增生，周围可见大量炎细胞浸润。治疗可采取内镜下治疗，适用于体积较小的病变，内镜黏膜切除术（EMR）或冷切除术最为常用。病变体积较大或较深时，需行外科手术。

病例点评

食管化脓性肉芽肿是一种少见病，内镜表现有其特征性，诊断需依靠病理。在内镜微创治疗快速发展的今天，其治疗不难，但需认识到其出血的风险，避免活检。

（冯　倩　赵景润）

参考文献

［1］Moffatt DC，Warwryko P，Singh H.Pyogenic granuloma：an unusual cause of massive gastrointestinal bleeding from the small bowel［J］.Can J Gastroenterol，2009，23：261-264.

［2］Okumura T，Tanoue S，Chiba K，et al.Lobular capillary hemangioma of the esophagus. A case report and review of the literature［J］. Acta Pathol Jpn，1983，33：1303-1308.

［3］Kerr DA. Granuloma pyogenicum［J］. Oral Surg Oral Med Oral Pathol，1951，4：158-176.

［4］Bhaskar SN，Jacoway JR. Pyogenic granuloma——clinical features，incidence，histology，and result of treatment：report of 242cases［J］. J Oral Surg，1966，24：391-398.

［5］Seoung HG，Kim GH，Song GA，et al. Esophageal pyogenic granuloma：endosonographic findings and endoscopic treatments［J］. Clin Endosc，2013，46：81-84.

［6］Tajika M，Nakamura T，Kawai H，et al. Short-term development of esophageal pyogenic granuloma observed on endoscopy［J］. Gastrointest Endosc，2006，64：269-270.

［7］Rolanda C，Gonçalves R，Macedo G. A metamorphic lesion［J］. Gastroenterology，2009，137：41，395.

［8］Serban DE，Florescu P. Colonic pyogenic granuloma in children：a rare or rarely recognized entity［J］.Am J Gastroenterol，2003，98：2106-2107.

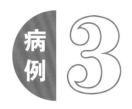

病例 **3**

食管支架置入缓解硬皮病致食管狭窄

病例特点

◎中年女性，既往硬皮病病史6年，慢性病程。

◎以反复反酸、胃灼热感伴吞咽困难为主要临床特点。

◎查体：体形消瘦，贫血貌。鼻尖变小，鼻翼萎缩变软，心、肺无异常，脾肋下4cm。双手指、手背皮肤增厚，呈蜡样光亮。

◎应用糖皮质激素治疗硬皮病，但对食管狭窄效果不佳，经胃镜下支架置入后较好地缓解吞咽困难症状。

病例摘要

患者，女，40岁。因"进食阻挡感6年，加重半年"于2012年8月15日入院。患者于6年前开始无明显诱因出现进食阻挡感，进行性加重，以进食硬质食物时为著，喜进食流质饮食，伴胃灼热感、反酸，与进食、体位无明显相关，无胸骨后疼痛，无放射痛，进食阻挡感严重时伴有呕吐，呈非喷射性，呕吐物为胃内容物，无咖啡样物质及宿食，伴食欲缺乏，进食量减少，伴消瘦，体重下降明显，无腹痛、腹胀，无声嘶，无进食呛咳，无呕血、黑粪，不伴胸闷、心悸，无心前区压榨感，曾至多家医院就诊，间断口服"雷尼替丁、奥美拉唑"等药物治疗，胃灼热感症状可减轻，但进食阻挡感症状无缓解。半年前患者自觉上述症状加重，仅进食流食，进食量进行性减少，伴乏力，消瘦明显，为明确诊断来我院就诊，行上消化道钡餐造影示食管病变，考虑食管结缔组织病，双下肺网格状改变。为行进一步诊治收入院。患者自起病以来，精神尚可，睡眠欠佳，4年来体重下降约25kg，近半年体重下降10kg。

既往史：既往"硬皮病、间质性肺炎"8年，间断服用"泼尼松15mg，每日1次"及其他中药治疗。

个人史、月经婚育史、家族史无特殊。

入院查体

T 36.4℃，P 84次/分，R 21次/分，BP 120/90mmHg。中年女性，营养差，体形消瘦，贫血貌，神志清楚，精神尚可，鼻尖变小，鼻翼萎缩变软，两肺呼吸音清，未闻及干、湿啰音及胸膜摩擦音。心脏查体无异常。腹平坦，未见腹壁静脉曲张，未见胃肠型及蠕动波，无皮疹及出血点，腹软，全腹无明显压痛，无反跳痛，肝肋下未触及，脾肋下4cm，Murphy征阴性，麦氏点无压痛，肝、肾区无叩痛，移动性浊音阴性，肠鸣音4次/分，无血管杂音。双手指、手背皮肤增厚，呈蜡样光亮。

实验室检查

血常规：白细胞计数$0.54×10^9$/L，血红蛋白74 g/L；余正常。

肝、肾功能，胃肠道肿瘤标志物正常。

抗核抗体谱：IF-ANA（1:100）（++++）、IF-ANA（1:320）（+++）、IF-ANA（1:640）（++）、IF-ANA（1:1000）（+）。Scj-70（±）。

血管炎谱：MPO（±）、PR3（±）。

影像学检查

数字食管钡餐检查：食管下段2/3扩张，蠕动减弱，考虑食管下段结缔组织病，双下肺网格状改变。

X线胸片：双肺间质性改变。

胃镜检查

距门齿32cm见环周狭窄，黏膜糜烂，局部形成结节样隆起糜烂（图3-1）。距门齿39cm至贲门，贲门口松弛，翻转胃镜可见疝囊。镜下诊断：食管结缔组织病并食管狭窄、食管裂孔疝、浅表性胃炎。

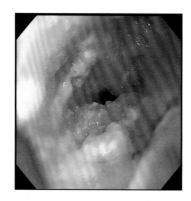

图3-1　胃镜：食管黏膜糜烂，局部形成结节样隆起，管腔狭窄

病例解析

该患者既往硬皮病病史，结合患者有胃烧灼感、反酸症状，且上消化道钡餐造影可见食管下段2/3扩张，蠕动减弱，食管受损诊断成立。硬皮病的主要病理特点为皮肤胶原沉积及血管损害，可累及全身各个系统，消化系统为最常受累的系统之一。在病理上，硬皮病常损害内脏平滑肌，早期胃平滑肌纤维束变性，伴有炎细胞浸润，特征性改变为肌纤维束呈均匀性硬化和萎缩，伴有肌纤维束间结缔组织增生。这种病变最容易侵犯食管平滑肌，亦可侵犯肠道平滑肌和心肌。食管硬皮病除引起平滑肌的变化外，还可累及黏膜层，引起食管黏膜胶原纤维的类纤维蛋白变性，伴有炎细胞浸润，以后亦可萎缩硬化。后期，硬皮病患者食管体部和LES功能受损压力过低从而导致胃食管反流发生，食管功能障碍造成反流的廓清能力明显下降，加重GERD症状和食管炎并发症的发生。该患者胃烧灼感、反酸症状病程达6年余，且患

者未规律应用抑制胃酸分泌及动力药物，加之本身硬皮病未得到系统治疗，患者逐渐出现吞咽困难，呈进行性加重，目前仅能进食流质饮食。结合病史，考虑患者出现食管狭窄的可能。已发表的文献显示30%～40%的系统性硬化症患者合并食管炎，可高达60%。患者还常出现复杂的食管炎，其中炎性狭窄的发生率可为3%～40%。

在该病的治疗上，应首先控制原发病，同时控制其并发症。入院后经积极给予抗炎、免疫抑制剂调节、改善微循环及抑制纤维化等药物治疗原发病，同时嘱患者术前抬高床头、避免进食刺激及硬质食物，以减少反流情况，并给予质子泵抑制剂抑制胃酸分泌等抗反流治疗，患者自觉胃灼热感症状减轻，但进食固体食物后仍出现吞咽困难及呕吐症状，胃镜检查提示食管下段黏膜粗糙，局部呈结节样，管腔环周狭窄，可见食管裂孔疝。结合胃镜检查，患者进行性吞咽困难并非单纯由食管体部功能障碍引起，而是由于长期未控制的反流进一步引起狭窄所致。目前单纯应用抑制胃酸分泌药物及胃肠动力药物能缓解反流症状，但不能从根本上解决继发的炎性狭窄问题，考虑到行食管狭窄扩张术可能出现术后扩张部位复狭窄，需要反复扩张治疗，可能会加重患者身体及心理负担等问题，故而选择了胃镜下食管支架置入术，全覆膜金属支架长时间对狭窄部位进行扩张，能起到较好的扩张效果（图3-2）。支架置入术后，患者吞咽困难症状明显改善，进食量增加。

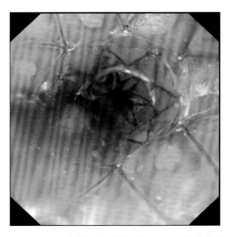

图3-2 置入食管支架缓解患者吞咽困难症状

通过该病例我们了解到，对于硬皮病合并食管炎，并出现食管狭窄者，在积极治疗原发病和食管炎的基础上，可以选择食管支架置入术缓解患者吞咽困难症状，该手术易操作，并发症少，疗效确切。

病例点评

硬皮病（scleroderma）是一种结缔组织病，以局限性或弥漫性皮肤增厚和硬化为特点，可伴有多个内脏器官的损害。本病确切的发病情况、发病机制尚不明确，可能与遗传、环境因素导致的免疫系统激活、胶原增生、微血管功能障碍有关。临床上根据内脏器官受累的有无，分为系统性硬化病（systemic sclerosis，SS）和局限性硬皮病（localized scleroderma，LS）。SS是一种以局限性或弥漫性皮肤及内脏器官结缔组织纤维化或硬化，最后发展至萎缩为特点的疾病。SS乃中国罕见病目录中的疾病，发病例数较少。本病病史长、病情较重、患者痛苦、难以根治，是医学界一大顽症，其病因及发病机制复杂，至今仍不清楚，有待进一步研究。且临床表现多样，等到本病出现特征性改变，往往已是疾病晚期，美国成人系统性硬化病每年发病率为19.3/100万。SS在我国的发病率和患病率均居自身免疫性疾病中的第三位，仅次于类风湿关节炎和系统性红斑狼疮，但却具有较高的病死率和致死率。SS患者的发病年龄多集中于30～50岁。本病有明显的性别和年龄差异，中青年多见；好发于女性，男女比例为1∶6.25；职业中农民患病占比较高。年龄、性别、职业均是系统性硬化病发病的高危因素。消化道受累为硬皮病的常见表现，发生于50%～90%的患者，仅次于皮肤受累和雷诺现象，消化道的任何部位均可受累，其中以食管受累最为常见，肛门、直肠次之。食管下部括约肌功能受损可导致胸骨后灼热感、反酸。长期可引起糜烂性食管炎、出血等并发症。下2/3食管蠕动减弱可引起吞咽困难、吞咽痛。组织病理示食管平滑肌萎缩，黏膜下层和固有层纤维化，黏膜呈不同程度变薄和糜烂。1/3的硬皮病患者食管可发生Barrett化生。Zuber-JergerI等通过临床症状、内镜检查及超声内镜，测量消化道壁的厚度，分别评估黏膜层、黏膜下层及肌层的厚度，认为超声内镜发现系统性硬化病患者的上消化道症状与胃肠壁增厚的关系密切。更重要的是，黏膜层及黏膜下层增厚。硬皮病合并食管狭窄的病例临床诊断相对困难，临床与食管癌鉴别时应谨慎，应结合患者病史及相关实验室检查及病理结果做出正确诊断。本病例明确诊断后在治疗原发病的基础上行覆膜金属支架置入术改善患者症状是行之有效的治疗方法。

（李山山　马清珠）

参考文献

[1]李杨，邓丹琪.系统性硬皮病治疗的研究进展［J］.中国皮肤性病学杂志，2011，25（5）：393-396，400.

[2]胥魏，张缪.硬皮病消化系统受累临床表现及诊治进展［J］.中国临床医学，2016，23（4）：519-523.

病例 4

胃间质瘤破裂致腹腔出血

病例特点

◎老年女性，急性起病。

◎以腹痛、恶心、头晕为主要临床表现。

◎查体：精神欠佳，贫血貌，腹软，上腹部压痛，无反跳痛，移动性浊音阴性，心、肺及神经系统查体阴性。

◎辅助检查：腹部CT提示胃窦部壁增厚，右侧中腹部混杂密度灶，腹盆腔积血；血常规提示中度贫血；凝血机制异常。

◎停用抗凝血药、抗血小板药物，改善循环后转胃肠外科行远端胃大部切除术，术后病理证实胃间质瘤破裂出血。

病例摘要

患者，女，71岁。因"腹痛伴头晕4天"入院。患者4天前进食后开始出现腹痛，为上腹部针刺样疼痛，伴恶心，伴头晕、头重脚轻感，无黑蒙及晕厥，头晕多在体位变动及活动时出现，伴乏力、心悸，至外院就诊，行颅脑MRI＋MRA提示轻度动脉粥样硬化。D–二聚体升高，肺动脉CTA未见明显异常。血常规提示Hb 92g/L。腹部B超提示胆囊炎、腹水，外院诊断"脑梗死"，给予拜阿司匹林、氯吡格雷、低分子肝素钙、丹参等药物治疗，患者腹痛及头晕症状进行性加重，急来我院，遂以"腹痛待查"收入我科病房。

既往史：脑梗死病史1年，未遗留后遗症，未口服药物治疗。

个人史、月经婚育史、家族史无特殊。

入院查体

T 37.0℃，P 105次/分，R 17次/分，BP 124/55mmHg。神志清，精神欠佳，贫血貌，皮肤黏膜及巩膜未见明显黄染，未触及肿大淋巴结，双肺呼吸音粗，未闻及干、湿啰音，心界不大，心律齐，未闻及病理性杂音。腹部平坦，触软，上腹部压痛，无反跳痛，肝、脾肋下未触及，肝、肾区无叩痛，肝浊音界存在，移动性浊音阴性，肠鸣音3次/分。双下肢无水肿，未见皮疹及出血点，未见曲张静脉，病理征阴性。

实验室检查

血常规：白细胞计数 8.13×10^9/L，中性粒细胞比率 91.3%，红细胞 2.81×10^{12}/L，血红蛋白 70g/L，血小板 197×10^9/L。

出凝血机制：D-二聚体1.3μg/ml（升高）；凝血酶时间：超出机器线性范围。

肝肾功能、胃肠道肿瘤标志物、降钙素原正常。

影像学检查

腹部CT：胃窦部壁增厚，右侧中腹部混杂密度灶。腹腔积血（图4-1）。

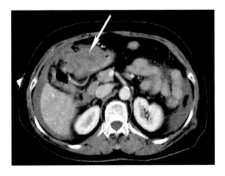

图4-1　CT示胃窦部壁增厚，混杂密度包块（箭头），腹腔积血

病例解析

　　腹腔内出血常出现腹痛症状重，而体征轻，该患者入院时腹痛显著，但体征轻，压痛不明显，且无明显腹膜刺激征，腹部B超提示腹水，故需高度警惕腹腔内出血的可能，进一步行腹部CT提示胃窦部壁增厚，右侧中腹部混杂密度灶，腹盆腔积血。考虑胃间质瘤并腹腔破裂出血的可能性大。追溯病史，该患者以腹痛及头晕起病，入我科后追问病史，患者发病起初腹痛为上腹部持续性隐痛，性质不剧烈，合并头晕，但头晕为阵发性，非眩晕，多在体位变动及活动时出现，并伴有心悸、乏力，考虑当时可能出现间质瘤凸向腔外生长，刺激胃壁外浆膜层并破裂引起腹痛，头晕、心悸、乏力症状为贫血导致，而并非脑梗死引起，外院未重视腹痛症状，考虑为脑缺血性疾病，在出血的情况下继续应用抗凝血及抗血小板药物，导致出血加重，进一步引起腹痛、头晕症状加重，转入我科后行凝血功能检查，凝血酶时间测不出，血红蛋白明显下降，支持该思路。治疗上，停用抗凝血、抗血小板药物，经禁饮食、止血、输注血浆改善凝血功能、输注红细胞纠正贫血、抗感染治疗后，患者腹痛好转，头晕、乏力症状减轻，复查凝血机制正常，后转胃肠外科行剖腹探查。术中见腹腔内血性液体及血凝块约1 300ml，胃窦部见约2cm×2cm肿物，质地韧，活动，局部淋巴结无明显肿大，考虑胃间质瘤的可能，局部切除瘤体有致幽门狭窄的可能，遂行远端胃大部切除＋毕Ⅰ式吻合术。术后病理提示低危间质瘤。术后病理提示切缘干净，低风险程度，核分裂象＜5/50高倍镜视野（HPF），肿瘤内有出血及肿瘤坏死（图4-2）。免疫组化结果：CD34（＋＋＋），CD117（＋＋＋），DOG1（＋＋＋），Ki-67（＜5%），S-100（－），SMA（－），H-caldesmon（－），P53（－）（图4-3）。

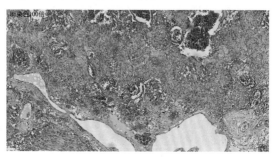

图4-2　胃窦间质瘤HE染色

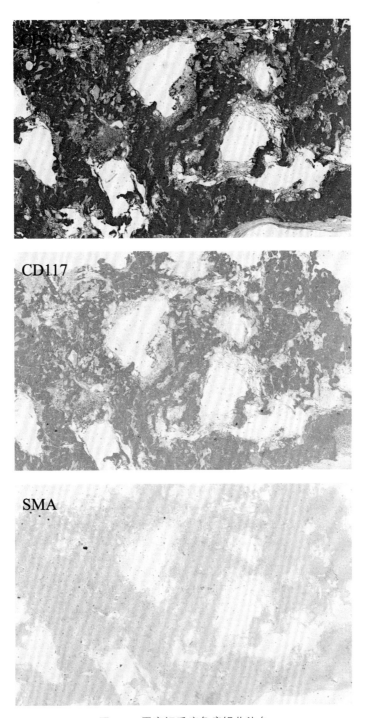

图4-3　胃窦间质瘤免疫组化染色

胃间质瘤临床表现缺乏特异性，易漏诊或误诊，其常见症状为不明原因的腹部不适、腹痛或扪及腹部包块，或出现消化道出血甚至仅表现为贫血。少见症状包括食欲缺乏、体重下降、恶心、腹泻等。也有部分患者在体检时发现。好发部位为胃体，其次是胃底，而胃窦部少见，该例发病部位罕见。按照肿瘤的生长方式可分为腔内生长、腔外生长及混合生长。该例以腔外生长为主。胃间质瘤常导致消化道出血并发症，但腹腔出血极为罕见。消化道出血的发生以腔内生长为主型，多因肿瘤表面胃黏膜受胃酸刺激及肿瘤压迫发生溃疡引起，甚少发生向腹腔破裂出血。对于胃肠道占位性病变的患者，若合并腹水、贫血，而无消化道出血及实质脏器破裂出血症状，应考虑胃间质瘤并向腹腔破裂出血的可能。应在出血控制的情况下择期行手术治疗。

病例点评

胃恶性间质肿瘤是一类起源于胃间质干细胞（Caja，卡哈尔间质细胞，ICCs），是C-kit（CD117）原癌基因突变导致酪氨酸激酶持续活化，致使突变的细胞增殖失控所形成的。ICCs是胃唯一表达C-kit和CD34的细胞，而胃恶性间质肿瘤同时也表达上述表型。免疫组化过表达C-kit和CD34，属于消化道间叶性肿瘤。本病可以发生在任何年龄段，55～65岁最多见，发病率为（10～20）/10万，本病发病率低，而以腹部巨大肿块伴腹腔大出血为首要表现罕见报道。生长部位、类型、大小不同，临床表现不同：① 50%～70%腹部包块，伴隐痛不适；② 33.3%消化道出血，有时是致命性大出血；③ 其他如厌食、体重下降、恶心、消化道梗阻、黄疸等。本病发病率低，医师常对其认识不足、缺乏诊断标准，很难在术前确诊。对腹内出血患者除考虑常见的腹内实质脏器损伤、肝癌破裂出血外，还应考虑胃恶性间质瘤破裂出血。确诊依靠组织病理学免疫组化染色CD117、CD34。凡CD117阳性表达或CD117阴性表达而CD34阳性表达且伴有神经、平滑肌双向分化或无分化者均可确诊。手术是治疗局限胃恶性间质肿瘤的重要手段，肿物连同受累胃壁的楔形切除是常用的切除方法。由于肿瘤起源于间质，所以恶性肿瘤转移方式与肉瘤相似，以局部浸润和血行转移为主，而淋巴转移不常见，故不主张广泛性淋巴结清扫。术中无菌操作及术中防止肿瘤破溃是预防血行播散的关键因素。本病对化疗、放疗不敏感。

（李山山　马清珠）

参考文献

［1］中国临床肿瘤学会胃肠间质瘤专家委员会.中国胃肠间质瘤诊断治疗共识（2017年版）［J］.肿瘤综合治疗电子杂志，2018，4（1）：31-43.

［2］糜睿.肠道间质瘤的基因研究进展［J］.中国普通外科杂志，2018，27（10）：1341-1347.

［3］Pera，M，A. Saenz，L. Fernandez-Cruz. Hemoperitoneum due to a ruptured gastric stromal tumor［J］. Dig Surg，1999，16（3）：248-249.

［4］侯庆生，罗文强，李乐平，等.山东地区多中心胃肠间质瘤诊治分析：GISSG1201研究中期报告［J］.中华胃肠外科杂志，2017，20（9）：1025-1030.

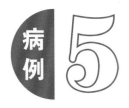

病例 5

自身免疫性胃炎

病例特点

◎ 中年女性，慢性病程。

◎ 临床表现：胃灼热感、腹胀等非特异性消化道症状。

◎ 辅助检查：胃蛋白酶原Ⅰ明显下降。胃镜表现以胃体萎缩为主，胃体萎缩背景中可见散在结节样隆起，为胃神经内分泌肿瘤，胃窦黏膜正常。

◎ 病理可见腺体萎缩，神经内分泌细胞增生，免疫组化染色CgA阳性。

病例摘要

　　患者，女，49岁。因"胃灼热感、腹胀2周，发现胃息肉10天"入院。患者2周前无明显诱因出现胃灼热感、腹胀，以上腹部为主，呈阵发性，无腹围进行性增加，无腹痛，无恶心、呕吐，无呕血、黑粪，无畏寒、发热，无咳嗽、咳痰，无胸闷、胸痛，10天前来我院门诊就诊，查胃镜结果是"萎缩性胃炎（A型），胃息肉"，予以口服"荆花胃康胶丸、雷贝拉唑"等治疗，症状好转，今为行内镜下胃息肉切除术收入院。

既往史：3年前、4年前曾行两次胃息肉切除术。

个人史、月经婚育史及家族史：无特殊。

入院查体

心、肺、腹查体无特殊。

实验室检查

血尿便常规、肝肾功能、血脂、出凝血机制、胃肠道肿瘤标志物、病毒筛查、甲状腺功能检查未见明显异常。

PGⅠ10.7ng/ml（正常范围67～200ng/ml），PGⅡ9.27ng/ml（<15ng/ml），PGⅠ/PGⅡ=1.15。

内镜检查

胃体黏膜萎缩，皱襞变平，黏膜肥厚，可见散在结节样隆起，分布在胃底、胃体，胃窦黏膜正常（图5-1）。

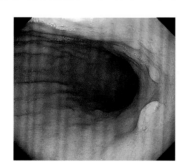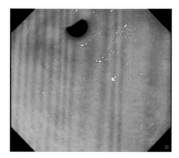

图5-1　胃镜下显示胃体黏膜萎缩，皱襞变平，可见结节样隆起，胃窦黏膜正常

病理检查

胃体：未见黏膜肌层，黏膜/泌酸混合型黏膜慢性炎（＋＋），活动性（＋），偶见腺窝脓肿，肠上皮化生（-），HP（-，HE染色），固有层平滑肌组织增多，淋巴组织及内分泌细胞增生，胃底腺萎缩，幽门腺化生，神经内分泌细胞微结节状增生。

免疫组化结果（图5-2）：PepsinogenI［少量腺体（＋）］，Mucin6［幽门腺（＋）］，CgA［灶状（＋）］，Syn［灶状（＋）］，HP（－），Ki-67（MIB-1）［个别（＋）］。

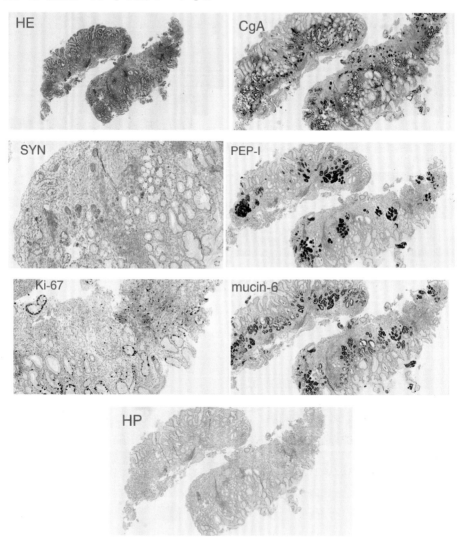

图5-2　胃体免疫组化染色

诊　断

自身免疫性胃炎；胃神经内分泌肿瘤（G1）。

治疗经过

患者入院后给予对症支持治疗，并行内镜下神经内分泌肿瘤切除术。术后病理：符合神经内分泌肿瘤（NET）G1期。

病例解析

自身免疫性胃炎（autoimmune gastritis，AIG），即A型胃炎，是一种由于自身免疫功能异常所致的胃炎。主要表现为以胃体黏膜萎缩为主的胃炎，常伴有血和（或）胃液壁细胞抗体和（或）内因子抗体阳性，严重者因维生素B_{12}缺乏而有恶性贫血表现。早期AIG临床表现无特异性，多因胃肠道症状或其他原因行内镜检查而偶然诊断，高达1/3的病例在内镜检查前没有被怀疑为AIG。晚期AIG出现恶性贫血、神经系统症状等典型表现，则易于诊断。

本例患者在内镜下可观察到自身免疫性胃炎的特征性表现：胃体黏膜变薄、皱襞减少或消失，黏膜下血管透见，且有多发神经内分泌瘤形成，而胃窦黏膜正常。值得注意的是，当有神经内分泌瘤形成的时候，需与胃增生性息肉、胃底腺息肉、胃腺瘤等相鉴别。

胃神经内分泌肿瘤（g-NENs）可分为4型，不同类型的特征见表5-1。治疗上，肿瘤<1cm者可以随访观察或内镜下切除；>1cm的g-NENs，应根据浸润深度和淋巴结转移情况，决定是内镜下切除还是外科手术切除。内镜切除后至少每2年随访1次，因为g-NENs的复发率高达60%。生长抑素类似物或胃泌素受体拮抗药不推荐作为常规治疗手段。

表5-1 胃神经内分泌肿瘤的分型及特征

临床特征	1 型	2 型	3 型	4 型
占 g-NEN 比例	70%～80%	5%～6%	14%～25%	少见
肿瘤特征	小（<1～2cm），65%的病例多发，78%为息肉样	小（<1～2cm），多发，息肉样	大（>2cm），单发，有息肉、溃疡	巨大溃疡或球形息肉
相关疾病	慢性萎缩性胃炎	胃泌素瘤/MEN-1	无	无
分化程度	良好	良好	良好	差
病理分级	多为G1	G1～G2	G1、G2或G3	NEC, MANEC
血清胃泌素水平	升高	升高	正常	多为正常
胃内 pH	明显升高	明显降低	正常	多数正常
转移比例	2%～5%	10%～30%	50%～100%	80%～100%
肿瘤相关死亡	0	<10%	25%～30%	>50%

NEC. 神经内分泌癌；MANEC. 混合性腺神经内分泌癌

病例点评

在我们的印象中，自身免疫性胃炎似乎是一种少见病，但当我们认识到其内镜特点，在胃镜检查中有意识地进行观察时，我们发现自身免疫性胃炎并不少见。患者多以腹胀不适、食欲减退、舌痛、下肢无力等多样化的非特异性症状为主，出现恶性贫血者少见，导致其诊断困难，在门诊多按功能性胃肠病进行治疗，而疗效欠佳。对此类患者，可进行内因子抗体和壁细胞抗体的检查，以期早期诊断，补充维生素B_{12}，因为自身免疫性胃炎是一种可以完全预防的疾病。

（王金燕　赵景润）

参考文献

［1］陈光勇，黄受方.自身免疫性化生性萎缩性胃炎、胃的G细胞增生及神经内分泌肿瘤［J］.中华病理学杂志，2014，43（1）：34-35.

［2］尹朝，齐明，王倩.自身免疫性胃炎研究进展［J］.中华内科杂志，2020，59（4）：322-325.

［3］Uygun A，Kadayifci A，Polat Z，et al. Long term results of endoscopic resection for type I gastric neuroendocrine Tumors［J］. J Surg Oncol，2014，109（2）：71-74.

［4］田珂，王晶桐.自身免疫性胃炎诊治进展［J］.胃肠病学，2010，15（9）：515-517.

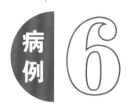

病例 6

自身免疫性胃炎合并神经内分泌肿瘤

病例特点

◎ 老年男性，起病缓慢。

◎ 以食欲缺乏、贫血为主要表现。

◎ 胃镜提示自身免疫性胃炎、胃内多发小息肉样隆起，壁细胞抗体及内因子抗体均阳性，病理提示自身免疫性胃炎及神经内分泌肿瘤。

病例摘要

患者，男，65岁。因"食欲缺乏半年余，加重2个月"于2016年2月15日第一次入住我科。患者半年前无明显诱因出现食欲缺乏，进食量减少1/2以上，伴早饱，伴干呕、无呕吐物，曾行胃镜检查提示"胃多发息肉"，胃镜病理提示胃体小细胞肿瘤，考虑神经内分泌肿瘤，在当地予以药物治疗，症状可缓解。2个月前患者自觉上述症状加重，食欲减退，进食量进一步减少，曾在当地医院予以输液治疗（具体不详），症状可减轻，为行内镜下治疗入住我院。入院后完善相关辅助检查未见明显异常及禁忌证，行内镜下胃神经内分泌肿瘤切除术，术后病理提示胃神经内分泌肿瘤，2016年2月21日好转出院。出院后患者一般情况较好，无明显不适。患者因"食欲缺乏2个月"于2019年10月27日第二次入住我科。患者食欲缺乏，进食量减少约1/3，无其他明显不适，在当地卫生室予以药物治疗（具体药物不详），效果欠佳，遂来我院就诊，完善胃镜检查示胃息肉（待病理），胃黄斑瘤，浅表性胃炎伴胃体糜烂；病理提示小细胞肿瘤，考虑神经内分泌肿瘤，为行内镜下治疗入住我科。

既往史："右侧锁骨骨折"病史5年余，保守治疗；"贫血"病史4年余，未特殊治疗。

个人史、婚育史及家族史无特殊。

入院查体

T 36.7℃，P 80次/分，R 20次/分，BP 113/71mmHg。神志清，精神可，贫血貌，全身皮肤黏膜无黄染，全身浅表淋巴结未触及肿大。双肺呼吸音粗，未闻及明显干、湿啰音及胸膜摩擦音。心律齐，各瓣膜听诊区未闻及明显病理性杂音及心包摩擦音。腹部平坦，触软，无压痛，无反跳痛，肝、脾肋下未触及，Murphy征阴性，麦氏点无压痛，肝、肾区无叩痛，移动性浊音阴性，肠鸣音3次/分，双下肢无水肿，未见皮疹、出血点，病理征阴性。

实验室检查

胃肠道肿瘤标志物、尿液分析、大便常规＋隐血、肝肾功能、出凝血机制、腹部超声均未见明显异常。血常规及贫血三项结果见表6-1。

血清壁细胞抗体IgG（＋），内因子抗体IgG（＋＋＋＋）。

表6-1　两次入院血液分析及贫血三项结果

检测项目	正常值	2016 年 2 月 16 日	2019 年 10 月 28 日
WBC（10^9/L）	3.5～9.5	4.31	3.41
RBC（10^{12}/L）	4.3～5.8	4.19	1.69
Hb（g/L）	130～175	127	80
HCT（L/L）	0.40～0.50	0.42	0.22
MCV（fl）	83～99	112.3	132.5
MCH（pg）	27.8～35.8	36.2	47.3
MCHC（g/L）	320～355	322	357
PLT（10^9/L）	125～350	171	166
铁蛋白（ng/ml）	23.9～336.2	198.2	207.4
维生素 B₁₂（pg/ml）	180～914	206.4	＜50
叶酸（ng/ml）	5.9～28.4	18.7	14.08

胃镜检查

胃体多发息肉，浅表性胃炎（图6-1）。

病理检查

（胃体）小细胞肿瘤，考虑神经内分泌肿瘤。（胃体下段大弯侧）幽门/少量胃底混合型黏膜慢性炎（＋＋），局部萎缩性（＋＋＋），活动性（－），肠上皮化生（－），HP（－），偶见几团增生的小细胞，倾向神经内分泌细胞腺瘤样增生。免疫组化结果：CgA（＋），结果支持神经内分泌肿瘤 G1（图6-2）。

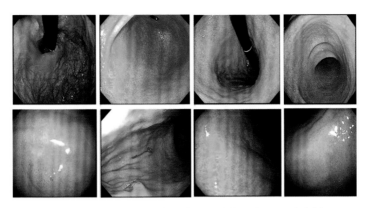

图6-1　胃镜提示胃体多发息肉样隆起，部分顶端糜烂

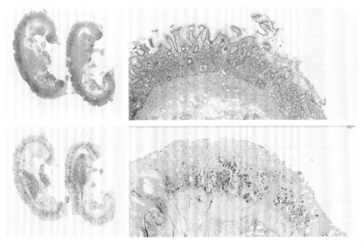

图6-2　病理提示神经内分泌肿瘤，HE染色周围黏膜为慢性重度萎缩性胃炎伴肠上皮化生（上图）；免疫组化染色 CgA（＋），结果支持神经内分泌肿瘤 G1（下图）

─ 诊　断 ─

　　结合胃镜、病理及实验室检查，诊断为自身免疫性胃炎合并神经内分泌肿瘤。

治疗经过

　　行内镜下神经内分泌肿瘤黏膜剥离术（ESD），后给予补充维生素B_{12}治疗。

病例解析

该病例从两个方面入手：① 患者反复出现胃内神经内分泌肿瘤，多发，表现为小息肉样隆起，这种多为Ⅰ型神经内分泌肿瘤。Ⅰ型神经内分泌肿瘤大多发生在自身免疫性胃炎基础上，该患者反复出现神经内分泌肿瘤，胃体黏膜呈白相，黏膜下血管可见，考虑到该患者可能合并了自身免疫性胃炎，完善胃肠功能疾病谱提示壁细胞抗体及内因子抗体均阳性，支持自身免疫性胃炎的诊断。② 患者反复食欲缺乏、中度贫血，大便常规+隐血提示大便隐血阴性，故消化道出血可排除；实验室检查提示巨幼细胞贫血、维生素B_{12}缺乏，维生素B_{12}摄入不足、吸收障碍或内因子缺乏是引起维生素B_{12}缺乏的常见病因；自身免疫性胃炎因存在内因子抗体引起内因子缺乏，可引起恶性贫血。综上所述，该患者符合自身免疫性胃炎合并神经内分泌肿瘤的诊断。自身免疫性胃炎表现为胃体萎缩，早期临床表现不典型，易被漏诊，该患者第一次入院时因临床表现不典型，自身免疫性胃炎被漏诊。

自身免疫性胃炎（autoimmune gastritis，AIG），又称A型胃炎，主要表现为胃体部弥漫性萎缩，壁细胞抗体阳性，血清胃泌素水平升高，可引起恶性贫血，但胃窦部黏膜基本正常。流行病学资料显示，AIG在女性和老年患者多见，一般人群中，患者比例为1.1%～4.3%，合并有其他自身免疫性疾病的患者，AIG的患病率是一般人群的3～5倍。过去认为AIG在我国罕见，实际上AIG在我国并不少见，是因为我们对AIG的认识不足导致AIG漏诊，随着对AIG认识的增加，发现既往诊断为功能性疾病的患者中部分患者为AIG。

发病机制：AIG的发病机制尚未完全阐明，目前认为免疫因素和幽门螺杆菌与AIG发病相关。AIG是一种由CD4+T淋巴细胞介导的自身免疫性疾病，伴有血清、胃液中存在壁细胞抗体和（或）内因子抗体。壁细胞抗体通过识别H^+-K^+-ATP酶的α和β亚基，造成壁细胞破坏，破坏的壁细胞逐步被黏液细胞和化生的腺体取代。幽门螺杆菌抗原可分子模拟胃H^+-K^+-ATP酶，诱导自身反应性T细胞，激活胃的CD4+T细胞，这些激活的CD4+T细胞可交叉识别胃内H^+-K^+-ATP酶的α、β亚基和幽门螺杆菌的各种蛋白共享的表位,即通过分子模拟机制,参与胃的自身免疫。壁细胞抗原和壁细胞抗体形成的复合物在补体参与下破坏壁细胞,导致壁细胞数量减少,壁细胞分泌胃酸减少,胃酸缺乏反馈性引起胃窦部G细胞分泌过多的胃泌素,血中持续升高的胃泌素可促使分布于胃体或胃底的ECL细胞增生,进而瘤变,从而产生Ⅰ型神经内分泌肿瘤(G-NET)(图6-3)。Ⅰ型G-NET表现为多发性息肉样病变或黏膜下隆起,好发于胃底或胃体,直径多小于1cm,病理上多为分化好的G1和G2-NET。

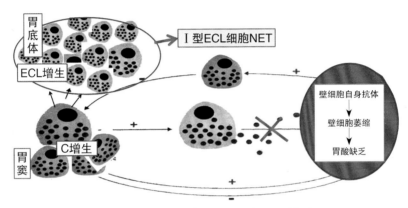

图6-3　自身免疫性胃炎发生NET的机制

临床表现:AIG早期可长时间缺乏典型临床表现,部分患者可出现恶心、呕吐、上腹饱胀感或腹痛等非特异性症状,后期可因维生素B_{12}吸收障碍和胃酸分泌减少,导致恶性贫血或缺铁性贫血(乏力、心悸、贫血貌等),以及维生素B_{12}缺乏引起的神经系统症状如肢体感觉异常、下肢深感觉缺失、共济失调、痉挛性瘫痪、萎缩性舌炎等。

诊断:AIG确诊主要依赖实验室检查、内镜检查和胃黏膜活检组织病理结果。

实验室检查:① 血液分析示小细胞低色素性贫血或巨幼细胞贫血。② 血清铁测定示缺铁性贫血时血清铁减少。③ 血清自身抗体检测示壁细胞抗体和内因子抗体阳性。④ 胃酸分泌功能检查示胃酸分泌减少。⑤ 胃功能检测示胃泌素-17降低,胃蛋白酶原Ⅰ降低,胃蛋白酶原Ⅰ/胃蛋白酶原Ⅱ降低。

内镜检查：白光内镜示胃底、胃体黏膜红白相间，以白相为主，黏膜下血管可见，皱襞变平甚至消失，常有小息肉样隆起，胃窦黏膜基本正常。

病理：胃底、胃体黏膜萎缩，可见神经内分泌细胞增生，部分合并神经内分泌肿瘤，胃窦黏膜基本正常。

治疗和管理：AIG尚无治愈方法。疾病早期要预防维生素B_{12}、叶酸及铁缺乏，缺乏者要进行补充。维生素B_{12}替代治疗采用先大剂量补充，再给予维持治疗。我国方案：开始2周每天肌内注射维生素B_{12}100μg，以补充体内储存量，以后每周注射2次，贫血纠正后，每月注射1次，终身维持。对于G1型神经内分泌肿瘤，欧洲神经内分泌肿瘤协会推荐：<1cm者可以随访观察或内镜下切除；>1cm应根据浸润深度和淋巴结转移情况，决定是内镜下切除还是外科手术切除。内镜切除后至少每2年随访1次，因为G1型神经内分泌肿瘤的复发率高达60%。

病例点评

这是1例自身免疫性胃炎合并多发神经内分泌肿瘤的病例，自身免疫性胃炎是一类特殊类型的胃炎，无特异性症状及体征，抑酸治疗效果差，常被误诊为功能性胃病。自身免疫性胃炎治疗方案特殊，大多患者经补充维生素B_{12}治疗后症状可缓解。该病例给我们启示以下患者需考虑到自身免疫性胃炎：① 持续存在腹痛、恶心、消化不良等胃肠道症状，胃镜检查未见明显溃疡及肿瘤，常规抑酸及助消化药物治疗欠佳的患者。② 胃内反复出现神经内分泌肿瘤的患者。③ 原因不明的长期缺铁性贫血或营养不良性贫血患者。④ 存在肢体麻木、感觉障碍，可以排除脑血管病、糖尿病患者。

（刘丽凤　焉　鹏）

参考文献

［1］陈旻湖，杨云生，唐承薇. 消化病学［M］. 北京：人民卫生出版社，2019.

［2］尹朝，齐明，王倩.自身免疫性胃炎研究进展［J］.中华内科杂志，2020，59（4）：322-325.

［3］武鸿美，刘超，肖泽斌，等.自身免疫性胃炎的临床病理学特征分析［J］.中华病理学杂志，2020，49（7）：721-726.

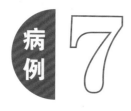

十二指肠良性病变致肠梗阻

病例特点

◎ 老年男性，急性病程。

◎ 因拟行前列腺增生手术入院，术前突发呕吐、腹痛、腹胀、肛门停止排便排气等肠梗阻临床表现。

◎ 查体：上腹部膨隆，压痛明显，无反跳痛，振水音阳性。

◎ 胃镜：胃潴留，十二指肠降段病变并肠腔狭窄，内镜无法通过。

◎ 内科保守治疗后痊愈。

病例摘要

患者，男，70岁。主因"进行性排尿困难10余年"于2020年5月15日入院。患者10余年前开始出现进行性排尿困难症状，表现为排尿费力，尿不尽感，尿线细，夜尿七八次，以"前列腺增生"收入我院泌尿外科。患者入院后完善前列腺穿刺，病理提示前列腺良性增生，拟行手术治疗。拟定手术的前两天，患者进食肉食后出现恶心、呕吐、腹痛、肛门停止排便排气症状，完善腹部CT提示：十二指肠降段区壁厚、饱满，肠管走行紊乱；胃潴留。双肾多发囊肿。前列腺增生。予以抗感染、胃肠减压等对症支持治疗1周后，患者仍有恶心、呕吐、腹胀，经消化科会诊后考虑"肠梗阻"，转入消化科继续治疗。

既往史：既往有冠心病、阑尾切除术、肾囊肿手术病史。

个人史、婚育史及家族史无特殊。

入院查体

T 36.5℃，P 96次/分，R 22次/分，BP 139/84mmHg。患者一般情况可，心、肺听诊未见异常，腹部查体无明显异常，双肾区无压痛、叩击痛，双肾区未触及肿物，双侧输尿管行径无压痛，膀胱区无压痛，外生殖器未见异常，直肠指诊：前列腺Ⅲ°大，质韧，表面光滑，中央沟消失，无压痛。发生肠梗阻时腹部查体：上腹饱满，未见胃肠型，上腹部压痛，无反跳痛，肝、脾未触及，腹水征阴性，胃振水音阳性，肠鸣音2次/分。

实验室检查

血常规、尿常规及大便常规均正常，肝功能、肾功能及电解质正常，血淀粉酶、脂肪酶正常。

前列腺抗原：61.16ng/ml。

影像学检查

心脏超声：升主动脉扩张，左心室假腱索，主动脉瓣轻度反流，二、三尖瓣轻度反流，左心室充盈不良。

泌尿系超声：双肾多发囊肿，膀胱炎，前列腺肥大；排尿后膀胱内残余尿量约400ml。

前列腺穿刺病理：良性增生。

肺功能：通气功能正常。

胸部X线：①慢性支气管炎改变；②右肺上野钙化灶。

胸腹部强化CT：双肺动脉栓塞。支气管炎、左上叶小片模糊影。甲状腺右侧叶病变。十二指肠降段-水平段壁增厚性病变（图7-1）。肝左叶囊肿、双肾多发囊肿。前列腺增生。

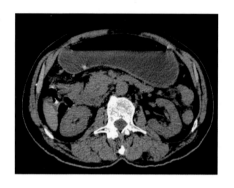

图7-1 CT十二指肠降段壁增厚，胃潴留

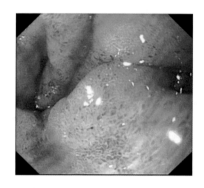

图7-2 胃镜见十二指肠降段黏膜肿胀明显，管腔狭窄，内镜不能通过

胃镜：胃潴留，十二指肠降段病变并肠腔狭窄，内镜无法通过（图7-2）。十二指肠降段病理提示炎症。

小肠镜：十二指肠降段狭窄，不能通过。

PET-CT：十二指肠水平段周围略高代谢灶，与邻近肠管粘连并致胃十二指肠扩张，胰头增大不规则，考虑炎性病变。

> 诊　断
>
> 十二指肠狭窄；肺栓塞；前列腺增生症。

治疗经过

患者自泌尿外科转入我科后，给予胸腹部强化CT、小肠镜、PET-CT等检查以明确诊断，"肺栓塞"经呼吸科会诊后予以低分子肝素钙联合利伐沙班治疗，1周后复查肺动脉CTA未见异常。对于"十二指肠梗阻"，联合肝胆外科讨论后，考虑为十二指肠炎性病变，无手术指征，继续予以胃肠减压、抑酸、抗感染、维持水电解质平衡、营养支持等对症治疗，约2周后患者腹痛、腹胀逐渐缓解，恢复排气、排便，复查腹部CT提示十二指肠周围病变较前明显吸收（图7-3），复查胃镜未见明显十二指肠狭窄（图7-4），恢复饮食后无不适，出院。

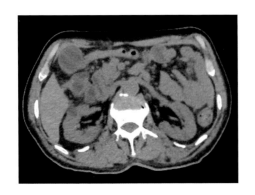 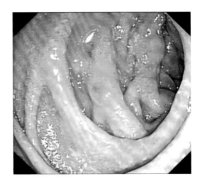

图7-3　CT提示十二指肠周　　　　　　图7-4　胃镜见十二指肠降段
围病变较前明显吸收　　　　　　　黏膜仍有肿胀，但管腔通畅

病例解析

该患者因前列腺增生拟行手术治疗住院，住院期间进食肉食后突发肠梗阻症状，无论是腹部CT、胃镜及病理，还是PET-CT，均提示十二指肠降段和水平段肿胀狭窄，病变部位明确，确定为十二指肠梗阻，诊治的难点在于确定梗阻的原因。我们考虑到患者的炎症表现，可能与进食不当这一诱因有关，胃镜十二指肠黏膜的表现及病理、PET-CT均支持炎症。但什么机制导致十二指肠的炎性水肿，尚不明确。查阅文献很少有这方面的报道。结合患者急性起病、进食肉食的病史，是否与十二指肠一过性缺血或大量进食通过某种机制导致十二指肠麻痹而引起，无法求证。在临床工作中，我们会遇到急性胰腺炎、胰腺癌浸润十二指肠，十二指肠肿瘤等导致患者出现腹胀、腹痛、呕吐等表现，但该患者血淀粉酶始终正常，病理未发现肿瘤细胞，不太支持肿瘤的诊断。

该患者的另一个特点是症状持续时间长，肠梗阻症状持续30余天后才缓解，极端考验医患的耐心。在这期间，我们也在诊断是炎症还是肿瘤、保守治疗还是手术治疗之间反复摇摆，反思诊治过程中是否有疏漏之处，并与肝胆外科反复沟通，坚信患者是十二指肠炎症导致的炎性狭窄，保守治疗终能成功，最终迎来胜利的曙光。

患者住院期间胸部CT提示肺栓塞，经抗凝治疗后很快消失，是意外发现的一个问题，并未阻碍我们对肠梗阻的诊治。但患者的高凝状态是否与十二指肠狭窄有关，是否由于微血栓的存在造成十二指肠缺血而引起十二指肠炎性狭窄，很难找到影像学证据，只能是我们的一个猜测。

从本例病例中我们吸取到的经验总结为：无明显肿瘤证据的十二指肠急性梗阻，对于患者来说，剖腹探查不一定是解决问题最好的选择，保守治疗只有经受住时间的考验和有效沟通，排解患者急迫的心情，最终才可能迎来患者痊愈的一天。

病例点评

本例患者急性起病，其表现类似于十二指肠瘀滞，以恶心、呕吐、腹胀、腹痛、胃潴留为特征，影像学及内镜检查发现十二指肠降段水肿、狭窄，病理为炎症。其发病机制可能与十二指肠炎症、缺血等有关，其起病急、病变部位广泛、PET-CT等结果可与十二指肠部位的肿瘤相鉴别。治疗上以对症及营养支持为主。本例的治疗过程体现了耐心和多学科协作的重要性。

（陈　楠　赵景润）

参考文献

［1］黄宁，吴万春.十二指肠疾病临床及内镜特点分析［J］.皖南医学院学报，2013，32（2）：137-139.

［2］肖尚杰，杨文熠，朱小春，等.腹腔镜治疗54例新生儿先天性十二指肠梗阻的疗效分析［J］.临床小儿外科杂志，2019，18（2）：141-146.

［3］柴漫.十二指肠隆起性病变的诊疗分析［J］.世界临床医学，2017，11（21）：40-43.

［4］Kaklamanos IG，Bathe OF，Franceschi D，et al.Extent of resection in the management of duodenal adenocarcinoma［J］.Am J Surg，2000，179（1）：37-41.

病例 8

肾癌术后十二指肠转移并出血

病例特点

◎ 老年男性，慢性起病。

◎ 以反复黑粪为主要临床表现，辅助检查粪便隐血结果多次阳性。

◎ 查体：BP 128/69mmHg，轻度贫血貌，腹壁可触及一直径约1.5cm的结节，无压痛，质硬，活动度可，上腹轻压痛，无明显反跳痛。肝、脾肋下未触及，肠鸣音正常。

◎ 给予抑酸、止血、口服生血宁、调节免疫等药物及对症治疗，患者未再出现黑粪。

病例摘要

患者，男，69岁。因"间断黑粪半年"于2018年2月21日及2018年6月8日两次入院。患者半年前无明显诱因出现黑粪，1次/日，黑色稀便，无腹痛、腹胀，初次来我院就诊，胃镜检查提示十二指肠隆起糜烂性病变，活检病理提示小肠黏膜慢性活动性炎症；结肠镜提示结肠多发息肉，遂行内镜下息肉切除；术后患者仍有间断黑粪，于2018年6月8日再次来我院就诊，胃镜检查提示十二指肠降段乳头对侧见一直径约2.0cm的隆起型病变，中央凹陷、充血发红；以"上消化道充血、十二指肠降段病变"收入院。

既往史：13年前因左肾癌行左肾切除术。

个人史、婚育史、家族史无特殊。

入院查体

T 36.8℃，P 75次/分，R 17次/分，BP 128/69mmHg。老年男性，神志清，精神好，发育正常，营养中等，轻度贫血貌，心、肺查体无明显阳性体征，腹部平坦，未见胃肠型、蠕动波，腹肌软，腹壁可触及一直径约1.5cm的结节，无压痛，质硬，活动度可，上腹轻压痛，无明显反跳痛。肝、脾肋下未触及，未触及明显肿块。移动性浊音阴性，肠鸣音正常。

实验室检查

2018年2月21日血常规：血红蛋白 113g/L，白细胞计数 4.05×10^{12}/L。

2018年6月27日血常规：血红蛋白 92g/L，白细胞计数 3.67×10^{12}/L。

影像学检查

颅脑＋胸腹部CT：右肺上叶结节灶，考虑肿瘤。肝低密度灶，建议观察。左肾缺失；右肾囊肿。左前腹壁结节，考虑转移。脑转移瘤（图8-1）。

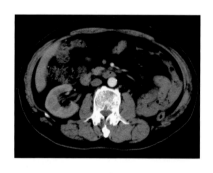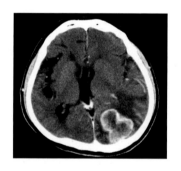

图8-1 患者CT表现

胃镜：浅表性胃炎、十二指肠降段病变。

超声内镜：十二指肠降段等回声隆起病变，累及黏膜层及黏膜下层，局部可疑侵至肌层，考虑恶性肿瘤（图8-2）。

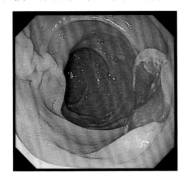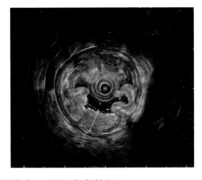

图8-2　胃镜、超声胃镜十二指肠病变特征

病理检查

（十二指肠降段）可见黏膜肌层，小肠黏膜慢性活动性炎，绒毛重度萎缩，可见潘氏腺，未见十二指肠腺，黏膜肌层内可见胞质透亮的细胞团，细胞轻度异型，可见核仁，偶见核分裂象。

免疫组化结果：CA9（＋），CD10（＋），RCC（＋），Vimentin（＋），CD68（－），CK20（－），VILLIN（±），CDX-2（－），CD56（＋），CGA（－），SYN（＋），Ki-67（30%），结果支持肾细胞癌十二指肠转移（图8-3）。

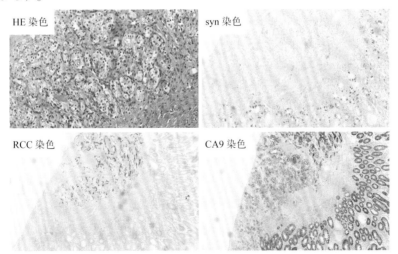

图8-3　病理+免疫组化染色结果

诊 断

肾癌术后十二指肠转移合并消化道出血。

治疗经过

患者经抑酸、止血、增强免疫、补充铁剂等治疗，颅脑转移瘤给予陀螺刀放射治疗后，未再出现黑粪，但仍有大便隐血反复阳性，后转至上级医院治疗。

病例解析

该患者因反复消化道出血半年时间内两次入院治疗，初次胃镜检查提示十二指肠降段隆起糜烂性病灶，病理提示小肠慢性炎；半年后胃镜检查提示十二指肠降段隆起型病变，中央凹陷，再次病理提示肾透明细胞癌转移。

肾细胞癌是第三大常见的泌尿系统恶性肿瘤。20%～30%的肾透明细胞癌患者就诊时已有远处转移，有20%～40%的患者在接受手术后12～24个月出现远处转移；肾癌转移的常见途径包括血行转移、淋巴结转移及直接浸润等，肾透明细胞癌转移部位广泛，最常见的部位是肺（75%），其次是淋巴结（36%）、骨头（20%）、肝脏（18%），少见部位包括肾上腺、肾、脑、心脏、脾、肠和皮肤等。肾癌胃肠道转移较少见，而术后转移至十二指肠的病例报道尤为少见。肾癌根治性切除术后发生十二指肠转移的平均发病时间为（7.94±4.7）年，通常不被临床医师所关注。相关研究发现，由于右肾在解剖学上与十二指肠接近，因此绝大多数转移到十二指肠者为右肾癌所引起，此外，部分肾癌患者发生十二指肠转移是胰腺转移后直接浸润的结果。本例患者为左肾透明细胞癌根治术后，但PET-CT见胰头区、胰体高代谢结节，提示为转移，因此考虑可能是胰腺首先发生转移，进而直接浸润至十二指肠的可能性大。该患者左肾癌术后15年并发十二指肠转移，以反复消化道出血为主要表现，且本病例同时合并多部位及皮下组织转移，实属罕见。

临床上，十二指肠转移癌早期症状不突出，主要表现为腹痛不适、上消化道出血，部分可表现为贫血、乏力、肠梗阻及黄疸，阳性体征，除了贫血及黄疸体征外，可出现腹部压痛，少数患者触及腹部包块。内镜检查方面，十二指肠转移癌的早期镜下表现无特异性，随着病情进展，可表现为溃疡或隆起性病变，亦可见十二指肠上段管腔狭窄及梗阻表现，该患者镜下符合隆起性病变表现，且逐渐进展。影像学检查方面，PET-CT用于观察和判定恶性肿瘤病灶细微结构变化及基因、分子、代谢与功能状态，对于肾癌转移和分期的判断具有重要意义。

治疗方面，对于局限性肾癌转移者首选手术治疗。手术切除孤立转移性肾癌5年生存率在35%～50%，5年无瘤生存率在5%～23%。而对于出现肾癌广泛转移的患者，则需要根据实际情况，制订个性化治疗方案，如姑息性手术、放疗、化疗等。另外，对于手术无法切除的转移病灶或具有高度复发风险的患者，目前国家综合癌症网络肾癌指南推荐使用靶向药物如酪氨酸激酶抑制剂。当上述针对肿瘤的治疗方案无法实施时，则需要加强营养支持，对症处理出血、梗阻等并发症，以改善患者的生存质量。该患者肾癌术后并发多脏器转移，且合并十二指肠转移并出血，颅脑部位给予陀螺刀放射治疗，未有明显脑转移症状；消化道出血方面，经给予抑酸、止血、调节免疫治疗后，仍有反复粪便隐血阳性，考虑与肿瘤转移有关，后至上级医院就诊。

此外，针对该病例，我们反复追问病史，患者自诉发现腹壁结节多年，未予诊治；且第一次入院后，PET-CT及头颅CT等多项影像学检查提示肾癌术后多发转移，虽然初次内镜检查时十二指肠活检未获得恶性证据，我们在观察患者病情的同时，仍需反复复查血常规、粪便隐血，及时进行十二指肠镜复查，怀疑恶性病变时，需再次或多次行病理检查，以做出正确的定性诊断，提高对早期病变的诊断率。该患者两次胃镜检查间隔4个月，错失了早期诊断的最佳时期，待最终明确诊断时，距离首次上消化道出血发病已有数月时间，需要引起临床及内镜医师的思考。因此，对于具有恶性肿瘤基础病（如肾透明细胞癌等）的十二指肠溃疡患者，应警惕十二指肠转移癌的可能，即使在肾癌根治术后，也应做长期临床随访，且内镜随访是必要的，当术后患者出现消化道症状时需考虑转移瘤的可能，内镜下高度怀疑为恶性病变时，密切复查胃镜，动态观察病情变化，同时需进行病理学及免疫组化检查以尽早明确诊断，条件允许时及时行PET-CT检查，有助于诊断及判断整体病情，综合选择个体化治疗方案，以提高患者生存质量，改善预后。

病例点评

肾癌合并十二指肠转移本就少见，本例患者左肾癌术后15年又发生了其他部位的转移更是少见。但是，在感叹"实属罕见"的同时，也给我们带来深刻的思考和些许的遗憾。思考的是有关肿瘤患者术后的随访，究竟应该做到什么频度与深度？遗憾的是该患者其实早就发现了转移的表现却未加重视，贻误了病情。

（牧　莹　郎翠翠）

参考文献

［1］Escudier B，Porta C，Schmidinger M，et al. Renal cell carcinoma：ESMO clinical practice guidelines for diagnosis，treatment and follow-up［J］. Ann Oncol，2019，30（5）：706-720.

［2］Uemura T，Kurita A，Nishimura R，et al. Solitary pancreatic metastasis from renal cell carcinoma concomitant with early gastric cancer 17 years after nephrectomy：report of a case［J］. Surg Today，2003，33（5）：395-398.

［3］Omranipour R，Mahmoud Zadeh H，Ensani F，et al. Duodenal metastases from renal cell carcinoma presented with melena：review and case report［J］. Iran J Pathol，2017，12（3）：272-276.

［4］Janzen NK，Kim HL，Figlin RA，et al. Surveillance after radical or partial nephrectomy for localized renal cell carcinoma and management of recurrent disease［J］. Urol Clin North Am，2003，30（4）：843-852.

［5］Chara L，Rodríguez B，Holgado E，et al. An unusual metastaticrenal cell carcinoma with maintained complete response to sunitinib treatment［J］. Case Rep Oncol，2011，4（3）：583-586.

［6］吴海洋，姜支农.异时性肾透明细胞癌十二指肠转移一例［J］.中华医学杂志，2015，95（32）：2650.

［7］Bhatia A，Das A，Kumar Y，et al. Renal cell carcinoma metastasizing to duodenum：a rare occurrence［J］. Diagn Pathol，2006，1：29.

［8］赵丹，卢书明.肾细胞癌术后30年十二指肠转移一例［J］.中华内科杂志，2020，7（59）：556-558.

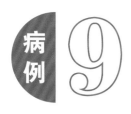

病例 9

黑斑息肉综合征

病例特点

◎ 青年男性，慢性病程。

◎ 以反复腹泻多年为主要临床表现。

◎ 查体：口唇部、双手指尖、双足可见色素斑，心、肺、腹部查体无明显异常。

◎ 治疗原则为定期胃肠镜检查，内镜下息肉切除治疗。

病例摘要

　　患者，男，30岁。因"反复腹泻13年，加重10余天"入院。患者13年前无明显诱因出现腹泻，大便4～5次/日，黄色稀便或不成形便，无里急后重，无排便不尽感，无脓血便，无腹痛、腹胀，进食可，于我院诊断为"黑色素斑胃肠多发性息肉综合征"，行结肠部分切除术，术后仍有腹泻，给予口服药物治疗，效果欠佳，腹泻时轻时重。10余天前患者自觉腹泻较前加重，伴左下腹不适，无腹痛、腹胀，无便血及黏液脓血便，无发热、咳嗽、咳痰，无心悸、胸闷、气短，遂来我院就诊，行结肠镜示结肠、回肠多发息肉。今为行息肉切除来我院，门诊以"结肠息肉"收入我科病房。患者自本次发病以来，精神尚可，夜间睡眠欠佳，进食尚可，大便如上所述，小便正常，近期体重较前无明显变化。

既往史：8年前因"肠梗阻"行回肠部分切除术，术中有输血史，具体输血量不详，血型AB Rh（＋）。

个人史、婚育史、家族史无特殊。

入院查体

T 36.3℃，P 60次/分，R 19次/分，BP 100/60mmHg。神志清，精神可，全身皮肤黏膜未见明显黄染，双肺呼吸音粗，未闻及干、湿啰音，心率60次/分，心律齐，腹部平坦，无明显静脉曲张，未见胃肠型及蠕动波，可见陈旧性术痕。腹肌软，全腹无压痛、反跳痛，肝、脾未触及肿大，Murphy 征阴性，肝、肾区无叩痛，移动性浊音阴性，肠鸣音4次/分。口唇部、双手指尖、双足可见色素斑，双下肢无水肿（图9-1）。

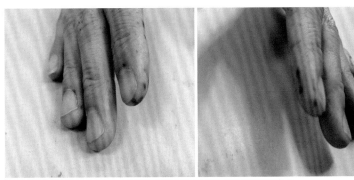

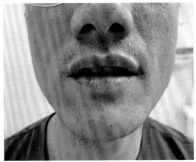

图9-1　患者唇周、双手指腹色素沉着

实验室检查

血常规：白细胞计数2.84×10^9/L，中性粒细胞1.52×10^9/L，余指标均正常。

胃肠道肿瘤标志物、出凝血机制、大便常规+隐血、生化全项、病毒筛查、尿常规未见明显异常。血型为Rh（＋）B型。

影像学检查

胸部正侧位X线检查示胸部未见异常。

结肠镜：结肠、回肠多发息肉（图9-2）。

病理检查

（结肠）息肉样黏膜急慢性炎，间质内平滑肌组织不规则穿插，考虑错构瘤性息肉。

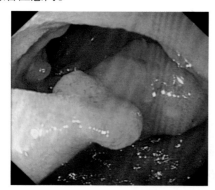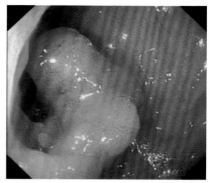

图9-2　结肠镜示结肠、回肠多发息肉

诊　断

黑斑息肉综合征。

治疗经过

入院后给予结肠息肉切除术。

病例解析

该患者为青年男性，13年前曾因反复腹泻就诊于我院门诊，当时门诊专家查体发现患者口唇部、双手指尖、双足可见色素斑，高度怀疑黑斑息肉综合征（Peutz-Jeghers syndrome，PJS）。PJS系单一多效性基因常染色体显性遗传病，与19号染色体短臂19P13.3上STK11突变有关。临床表现主要为皮肤黏膜黑色素斑块伴发肠道多发性息肉增生，该病变累及90%以上患者，多见于唇部、颊黏膜、眶周、肘部、趾（指）尖、掌心、足底、脐周，罕见于舌部。色斑常于出生时或婴幼儿期出现，色素可呈黑、棕褐色，灰、蓝等色。PJS息肉可发生于除口腔以外的消化道任何部位，常见于小肠，因息肉引起肠蠕动增强常导致肠套叠、肠梗阻等。临床诊断根据口周色素沉着、胃肠道多发息肉、家族性遗传因素三大特征考虑为PJS。该患者完善结肠镜检查提示结肠多发息肉，病理支持错构瘤，故诊断为PJS。该患者于13年前行结肠切除术，当时具体手术指征不详，后于8年前因出现肠梗阻表现，行部分小肠切除术。

关于PJS的治疗，一般予以内科对症及保守治疗，多建议保守治疗而非根治性肠切除术。如发生肠套叠、肠梗阻、反复消化道出血等，需外科手术，手术的目的是解除梗阻或去除出血灶。早期发现并对所有胃肠PJS息肉均进行清扫切除，可降低未来急诊手术率并改善患者生存期。推荐在外科手术中配合推进式小肠镜及结肠镜对全胃肠道息肉进行内镜下或手术中逐个清扫切除。术后需定期复查胃镜、小肠镜、肠镜、乳房X线、胰腺CT等，终身进行癌症筛选。患者此次入院后行结肠镜检查，镜下小肠、结肠息肉切除术，术后恢复好。

与普通人群相比，PJS患者恶性肿瘤发生风险明显提高，60～70岁患者的癌症风险达37%～93%。大部分肿瘤来源于胃肠道，包括结肠癌、胃癌、小肠癌和胰腺癌，肠外来源的肿瘤有卵巢癌、乳腺癌、睾丸癌和肾癌等。因此，针对消化道息肉的筛查和恶性肿瘤的预防至关重要。目前，对于PJS患者较统一的专家共识：建议患者8岁起行内镜下全消化道检查，直径＞5mm

的息肉建议切除；发现息肉者需每3年复查1次，如未检出息肉，则18岁时再次行常规检查；50岁以上的患者因恶性肿瘤发生风险增加，建议每1～2年复查1次；60岁PJS患者乳腺癌累积发病风险为31%～54%，建议25～30岁起每年行乳腺MRI或超声检查，50岁开始改为乳房X线检查。目前尚无证据支持需对PJS患者行生殖系统恶性肿瘤或其他类型肿瘤的常规筛查。

在动物实验和临床试验中观察到mTOR信号通路抑制剂雷帕霉素和COX-2抑制剂赛来考西能明显降低PJS患者肠道息肉负荷量，但目前仍未对PJS患者常规使用此类药物治疗。

病例点评

PJS是一种常染色体显性遗传性病。该病的外显率很高，男女患病情况相当，其特点为皮肤黏膜下出现黑色素沉积以及肠内发生错构瘤性息肉，该息肉多发于小肠，也可以发生于胃肠道的任何部位。部分病例可伴发胃肠道内外肿瘤，胃肠道外肿瘤部位包括卵巢、子宫颈、睾丸、胰腺、乳腺和肺。大部分PJS与 *STK11/LKB1* 基因突变有关，该临床病例相对较少，临床医师需详细询问患者病史，包括家族史，通过查体、内镜、病理来确诊。

通过对该病例临床诊治资料的回顾分析，密切监测病情发展并及时处理消化道息肉是控制PJS进展的最佳策略，而对有 PJS 家族史的生育人群，在孕期进行绒毛或羊水取材行*STK11*基因筛查可以避免患儿出生，是对PJS最有效的预防方法。

（许春红　卢　燕）

参考文献

［1］Hyun-Dong Chae，Chang-Ho Jeon. Peutz-Jeghers syndrome with germline mutation of STK11［J］. Ann Surg Treat Res，2014，86（6）：325-330.

［2］Paola Higham，Faizan Alawi，Eric T Stoopler，et al. Medical

management update：Peutz Jeghers syndrome［J］. Oral Surg Oral Med Oral Pathol Oral Radiol Endod，2010，109（1）：5-11.

［3］M Oncel，F H Remzi，J M Church，et al. Benefits of clean sweep in Peuta-Jeghers patients［J］. Colorectal Dis，2004，6（5）：332-335.

［4］Susanne E Korsse，Pieter Dewint，Ernst J Kuipers，et al. Small bowel endoscopy and Peutz-Jeghers syndrome［J］. Best Pract Res Clin Gastroenterol，2012，26（3）：263-278.

［5］Van LM，Wagner A，Mathus-Vliegen EM，et al. High cancer risk in Peutz-Jeghers syndrome：a systematic review and surveillance recommendations ［J］. Am J Gastroenterol，2010，105（6）：1258.

［6］Chen HY，Jin XW，Li BR，et al. Cancer risk in patients with Peutz-Jeghers syndrome：a retrospective cohort study of 336 cases［J］. Tumour Biol，2017，39（6）：1.

［7］Beggs AD，Latchford A R，Vasen HF，et al.Peutz-Jeghers syndrome：a systematic review and recommendations for management［J］. Gut，2010，59（7）：975.

［8］Syngal S，Brand RE，Church JM，et al. ACG clinical guideline：genetic testing and management of hereditary gastrointestinal cancer syndromes ［J］. Am J Gastroenterol，2015，110（2）：223.

［9］Kuwada SK，Burt R. A rationale for mTOR inhibitors as chemoprevention agents in Peutz-Jeghers syndrome［J］. Fam Cancer，2011，10（3）：469.

［10］Wei CJ，Amos CI，Zhang NX，et al. Chemopreventive efficacy of rapamycin on Peutz-Jeghers syndrome in a mouse model［J］. Cancer Lett，2009，277（2）：149.

［11］Wei C，Amos CI，Zhang N，et al. Suppression of Peutz-Jeghers polyposis by targeting mammalian target of rapamycin signaling［J］. Clin Cancer Res，2008，14（4）：1167.

［12］Udd L，Kata JP，Rossi DJ，et al. Suppression of Peutz-Jeghers polyposis by inhibition of cyclooxygenase-2 ［J］. Gastroenterology，2004，127（4）：1030.

［13］杨治宇，吴庆华，信艳萍，等. 黑斑息肉综合征一例基因分析及临床诊治［J］.郑州大学学报（医学版），2018，53（2）：261-264.

病例 10

急性下消化道大出血

病例特点

◎ 少年男性，急性起病。

◎ 以脐周隐痛、便血、休克为主要临床表现。

◎ 查体：神志清，精神差。四肢皮肤湿冷，睑结膜苍白，心、肺查体未见阳性体征，腹软，未触及包块，全腹无压痛及反跳痛，肝脾未触及，肠鸣音活跃。直肠指诊可见血迹，未触及肿块。

◎ 胃肠镜检查未明确出血部位，$^{99}TcmO_4^-$异位胃黏膜显像阳性。

◎ 常规止血治疗效果差，仍有活动性出血，手术治疗。

病例摘要

患者，男，15岁。因"腹痛1周，便血3天"于2019年3月13日入院。患者入院1周前出现脐周阵发性隐痛，进食后加重，无恶心、呕吐，无腹胀、腹泻，无发热、畏寒。3天前出现便血，鲜红色，总量约600ml，伴乏力，有一过性意识不清，于外院行急诊胃镜检查未见出血灶，急诊肠镜检查40cm见肠腔内大量血液，影响观察，未继续进镜。此后仍有间断便血，每次量较多，伴呕吐黄色水样物1次，来我院急诊，收入我科病房。

既往史、个人史及家族史无特殊。

入院查体

T 36.7℃，P 96次/分，R 20次/分，BP 94/49mmHg。少年男性，神志清，精神差。皮肤尚温暖，睑结膜苍白，心、肺查体正常。腹软，全腹无压痛及反跳痛，腹部未触及包块，肝、脾未触及肿大，肠鸣音活跃。直肠指诊指套可见血迹，未触及肿块。双下肢无水肿。

影像学检查

腹部强化CT：结合病史，符合直肠及结肠腔内积血CT表现，脾大，胆囊结石，盆腔积液。

肠镜：所见大肠黏膜未见异常。胃镜：慢性胃炎。

$^{99}TcmO_4^-$异位胃黏膜显像：下腹部正中放射性增高灶，考虑Meckel憩室（图10-1）。

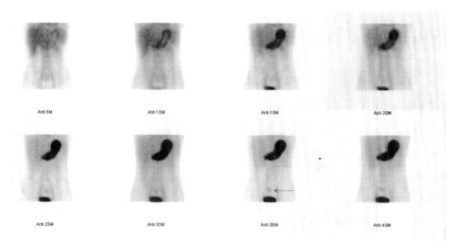

图10-1 $^{99}TcmO_4^-$异位胃黏膜显像

[诊 断]

Meckel憩室并出血。

治疗过程

入院后经补液、止血、抗休克、输血等治疗，诊断明确后转外科行手术治疗。术中见距回盲部约100cm处小肠有一憩室，大小约7cm×1.0cm，术后病理：小肠黏膜及异位的胃底腺，局灶黏膜上皮缺失，固有层肉芽组织增生，并可见较多淋巴细胞浸润，符合Meckel憩室改变（图10-2）。术后患者未再便血。

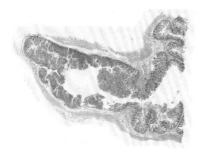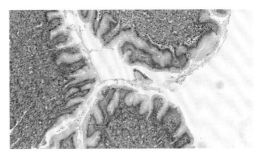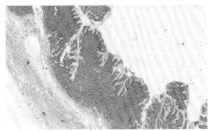

图10-2　病理符合Meckel憩室改变

病例解析

该患者为青年男性，以便血、腹痛为主诉就诊，出血量较大，外院胃镜未见出血灶，入我院后行急诊肠镜检查未发现出血部位，初步将出血部位定位在小肠，小肠出血曾被定义为不明原因的消化道出血（OGIB），2015年，美国胃肠病学会提出以"小肠出血"替代OGIB，定义为Trietz韧带起始部至回盲瓣之间的空肠及回肠出血。小肠出血的常见病因有炎症性肠病、肿瘤、Meckel憩室、Dieulafoy病、血管畸形、缺血性肠病、非甾体抗炎药相关性溃疡。结合该患者年龄因素、用药史及胃肠镜结果，首先考虑Meckel憩室、Dieulafoy病的可能。Meckel憩室是由卵黄管退化不全所形成的一种先天性畸形，多位于距回盲部100cm以内的小肠系膜。Meckel憩室发病率仅为2%左右，绝大多数发生在儿童及青少年。且大多数患者并无症状，据估计仅约2%的患者出现临床症状，常见症状包括消化道出血、肠梗阻等。其机制为憩室黏膜常含有异位组织，以胃黏膜组织多见，约占50%，其次为胰腺组织。憩室中异位胃黏膜组织分泌胃酸，异位胰腺组织外分泌的胰液也具有消化酶作用，使憩室发生消化性溃疡而出血。异位胃黏膜显像利用异位胃黏膜对高锝酸盐（$^{99}TcmO_4^-$）的聚集作用而使Meckel憩室显影，异位胃黏膜在儿童及青少年中出现率高，异位胃黏膜显像的诊断率可达90%，而成人仅46%。基于以上情况，对该患者进行了ECT检查，结果提示Meckel憩室，从而更进一步印证了以上理论基础。

下消化道出血往往诊断困难，对急性大量出血患者及时正确诊断至关重要，本病例中Meckel憩室并出血为下消化道出血中常见的病因之一，诊断率低，常用的诊断方法包括影像学检查（血管造影、小肠造影CTE）、内镜检查及ECT检查。各辅助检查各有侧重，血管造影如CT血管造影（CTA）、磁共振血管造影（MRE）、选择性肠系膜动脉数字减影血管造影（DSA）、血管造影一般应用于大量活动性出血而无法进行内镜检查的患者，或胃肠镜检查无法明确病因的持续性或复发性便血患者。ECT通常应用于反复出血，但血管造影无法诊断的病例。今后遇到类似急性大出血的患者，在常规胃肠镜不能明确出血病因的情况下，首选CTA或DSA检查，后者能兼顾治疗非急性大出血情况，可根据不同情况选择CTE、ECT、胶囊内镜、小肠镜检查。

Meckel憩室并出血的有效治疗方法为外科手术切除，手术切除Meckel憩室是安全有效的，Park等对100例Meckel憩室患者的术后情况进行分析发现，该病术后并发症发生率较低，有症状的患者病灶切除后只有13%的患者发生不全性肠梗阻，未发现其他严重并发症且没有死亡情况，预后良好。然而对于结肠憩室并出血，目前除外科手术以外，有非随机的研究表明，内镜也是治疗憩室并出血的有效手段，特别是对于一些不能耐受外科手术的患者，可行的内镜下治疗方法包括钛夹夹闭治疗、内镜下套扎治疗、黏膜下注射治疗和热凝固治疗及以上两种或多种内镜下止血方法联合使用。

病例点评

对于下消化道出血的急诊肠镜检查往往由于肠道准备不足及肠腔内积血导致视野不清，诊断率较低。但一旦内镜下明确出血原因可以即刻行相应的止血治疗，效果立竿见影。检查前尽可能完善肠道准备及检查时充分的内镜下冲洗是提高内镜诊断率的有力措施。急性小肠出血有时出血量大，且往往因小肠长度长、排列复杂、腹腔活动度大等特点导致诊断困难。本例患者为少年男性，以便血为主诉，入院时即合并失血性休克，常规胃肠镜未明确出血原因，首先考虑到Meckel憩室的可能，ECT异位胃黏膜显像在儿童及青少年病例中诊断率高达90%，本例患者术中及术后病理也进一步证实Meckel憩室的诊断。

（邹雪飞　郎翠翠）

参考文献

［1］陈颖，唐永华，陈双庆，等.72例麦克尔憩室的术前诊断分析［J］.中华诊断学电子杂志，2020，8（4）：258-264.

［2］肖年军，宁守斌，金晓维，等.经肛气囊辅助小肠镜对成人麦克尔憩室术前诊断的价值［J］.中华消化内镜杂志，2019，36（11）：853-854.

［3］Suh M，Lee HY，Jung K，et al. Diagnostic accuracy of Meckel scan with initial hemoglobin level to detect symptomatic Meckel diverticulum ［J］. Eur J Pediatr Surg，2014，25（5）：449-453.

病例 11

克罗恩病合并Sweet综合征

病例特点

◎ 中年女性，急性起病，慢性持续迁延。

◎ 以发热、腹泻、间断便血、双手皮肤病变为主要临床表现。

◎ 查体：双手可见多发水疱，逐渐破溃形成溃疡，部分融合。腹部查体腹肌稍紧张。

◎ 结肠镜、手组织病理学证实诊断。

◎ 治疗方案：激素、英夫利西单抗（类克）治疗。

病例摘要

患者，女，55岁。因"腹泻1个月余，发热1天"于2019年9月26日入院。既往双手抖动病史多年，未诊治。患者1个多月前进食生冷食物后出现腹泻，每日10余次，多为黄色糊状便，无腹痛、发热，无恶心、呕吐，口服药物治疗，效果差，1周前出现间断大便带血，为暗红色水样便，无血凝块，伴恶心，伴脐周持续性隐痛，可耐受，无呕吐，无头晕、心慌、乏力，于当地医院住院治疗，昨日出现发热，体温最高达39℃，无寒战，为求诊治收入我科。

既往史：双手抖动病史多年，未诊治。

个人史、婚育史、家族史无特殊。

入院查体

T 36.2℃，P 79次/分，R 21次/分，BP 114/75mmHg。神志清，精神一般，双手不自主抖动，全身皮肤、黏膜无皮疹及出血点，双肺呼吸音粗，双肺未闻及干、湿啰音，心律齐，各瓣膜听诊区未闻及病理性杂音，腹平坦，未见胃肠型及蠕动波，触软，脐周压痛，无反跳痛，肝、脾肋下未触及，Murphy征阴性，移动性浊音阴性，肝、肾区无叩痛，肠鸣音3次/分，双下肢无水肿。

实验室检查

肝、肾功能：白蛋白29g/L，天冬氨酸氨基转移酶11IU/L，钾3.15mmol/L；C反应蛋白149.35mg/L，红细胞沉降率27mm/h，血红蛋白114g/L。出凝血机制：抗凝血酶78.0%，D-二聚体2.28mg/L，纤维蛋白原降解产物8.30mg/L，纤维蛋白原4.01g/L，纤维蛋白原推算6.76g/L，凝血酶原时间12.8秒。

尿常规：细菌计数60 666.20/μl，细菌10 919.92/HP，隐血（±），酮体（＋＋）、细菌（＋＋）；难辨梭菌抗原检测（－）。

大便常规：红细胞（＋＋＋）/HP，白细胞（＋＋＋）/HP。

胃肠道肿瘤标志物、病毒筛查、巨细胞病毒、EB病毒结果未见异常。

粪便钙卫蛋白：>1 800μg/g。

免疫球蛋白、T细胞亚群＋计数、结核斑点试验未见明显异常。

影像学检查

腹部强化CT：肝脏多发低密度灶，考虑囊肿；结肠壁增厚，建议结合肠镜检查；阑尾增粗，建议结合病史；盆腔少量积液。

2019年10月01日第一次结肠镜（图11-1）：结肠黏膜多发纵行、圆形及不规则形深溃疡，覆薄白苔，可见炎性息肉增生，呈"铺路石样"改变，分别于溃疡边缘及息肉增生处取检，横结肠处病变连续，至距肛缘40cm结肠脾曲处可见与正常黏膜分界。所见降结肠、乙状结肠和直肠有散在的阶段性黏膜水肿糜烂，血管纹理消失，间杂有正常黏膜，于直肠处取检。

病理结果：结肠70cm、60cm及直肠活检，可见黏膜肌层炎性肉芽组织，大肠黏膜呈急慢性炎症，可见陷凹脓肿，偶见陷凹改建，黏膜下层可见炎细胞浸润，倾向炎症性肠病。

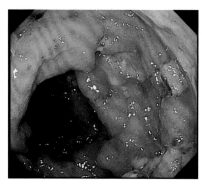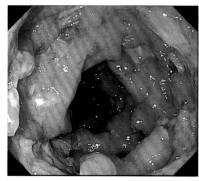

图11-1　2019年10月1日第一次结肠镜

2019年10月22日第二次结肠镜（图11-2）：进镜至横结肠近肝曲处，见横结肠黏膜肿胀，管腔略窄，黏膜增生呈"铺路石样"改变，其间见纵行溃疡，于溃疡边缘处取检4块，结肠脾曲见环周溃疡形成，其边缘见结节样增生。横结肠、脾曲、降结肠病变呈连续性，乙状结肠、直肠病变呈节段性，可见多发小溃疡，底部洁净，边界清楚，于溃疡边缘取检2块。

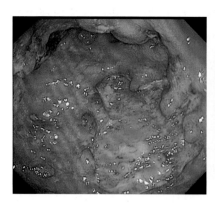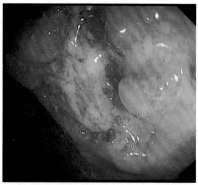

图11-2　2019年10月22日第二次结肠镜

病理：横结肠、直肠活检，结肠黏膜慢性活动性炎，隐窝结构改建，固有层及黏膜下层均可见大量淋巴细胞、少量中性粒细胞浸润，黏膜下层见少量腺上皮，部分小血管管壁增厚。

左手活检：鳞状上皮过度角化，轻度增生，棘层增厚，未见海绵形成，真皮浅层较多淋巴细胞、组织细胞、少量嗜酸粒细胞浸润，局灶可见较多中性粒细胞浸润，中性粒细胞非典型的弥散分布，血管炎不确切，请结合临床。

> **诊　断**
>
> ① 克罗恩病（A3L2B2）；② Sweet综合征；③ 低蛋白血症；④ 电解质紊乱（低钾血症）；⑤ 贫血（轻度）。

治疗经过

在静脉及口服营养支持、抗感染、调节肠道菌群、纠正电解质紊乱等治疗基础上，给予激素及英夫利西单抗（类克）治疗，患者腹泻次数明显减少，双手皮肤逐渐愈合，至出院时双手完全康复。出院后定期门诊随访、复查，肠镜检查示黏膜愈合良好，炎性假息肉形成。

病例解析

该患者典型临床表现为消化系统及皮肤表现。以腹泻为主线条，逐渐出现肠外即皮肤的表现。患者腹泻前有进食不洁饮食史，此后出现腹泻，口服药物后曾有一过性好转，再次进食不洁饮食后加重，且口服药物无效，逐渐加重，直至开始发热、便血就诊。腹泻分为渗透性、渗出性、分泌性、动力性。该患者既往无炎症性肠病病史、无消化系统疾病症状，此次发病前有确切诱因，大便呈洗肉水样，大便常规红细胞满视野，考虑为渗出性腹泻所致，存在肠道感染，给予抗感染、调节肠道菌群、静脉营养支持治疗，未再发热，但腹泻仍每日10余次。一般急性胃肠炎无法解释症状持续加重，考虑患者院外曾应用药物治疗，完善艰难梭菌抗原及毒素后，排除抗生素相关性腹泻。因患者腹泻频繁，先完善腹部强化CT提示：结肠壁增厚；阑尾增粗，盆腔少量积液。结肠壁增厚的疾病考虑炎症性肠病、缺血性肠病、结肠肿瘤等疾病的可能。首先考虑急性腹泻脱水使肠壁小血管供血不足导致缺血的可能，给予罂粟碱改善凝血功能，效果不佳，考虑该病的可能性不大。结肠占位通常为局部肠壁增厚，该患者弥漫性肠壁增厚，考虑炎症性肠病的可能性更大。进一步完善结肠镜检查：可见多发深大溃疡，结肠黏膜肿胀明显，患者难以耐受，未至回肠末端。结肠溃疡的诊断问题，常见克罗恩病、淋巴瘤、结核、急性感染等，入院后完善结核斑点试验，排除肠结核、结核性腹膜炎等疾病，巨细胞病毒感染，病理结果进一步排除淋巴瘤，综合考虑克罗恩病可能性大，经激素及英夫利西单抗（类克）治疗后，出院复查结肠镜肠黏膜愈合良好，可见多发炎性假息肉形成（图11-3）。

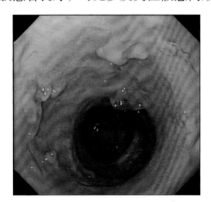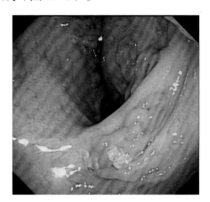

图11-3　2020年5月6日第三次结肠镜

　　本例Sweet综合征的诊断明确。该病女性多发，皮损表现为浸润性疼痛性丘疹及斑块，对糖皮质激素治疗敏感。该患者起初入院时无双手疼痛不适，入院后第9天开始出现双手疼痛难忍，起初为右侧拇指及食指针尖样发红，逐渐出现脓疱，并增大。皮肤科医师起初考虑为病毒性疱疹，给予抗病毒治疗及外涂药物后，症状不缓解，且逐渐融合成片。手足外科及烧伤科建议切开引流，定期换药，并行脓液细菌培养+药敏，常见皮肤感染为金黄色葡萄球菌可能性大，两次培养均无细菌生长，且患者疱疹有向肢体近端蔓延趋势，由右手发展到左手。再次联系皮肤科医师考虑该皮肤表现为以下两种疾病。① 坏疽性脓皮病：病因不明，初期多表现为疼痛性、单发或多发的红斑、丘疹、水疱、血疱或脓疱，并可相互融合成紫红色斑块，继而迅速进展为深在的、穿掘性、糜烂化脓性皮损，基底浸润，且伴有潜行性破坏的溃疡边界，愈合后常遗留萎缩性瘢痕及色素沉着。② Sweet综合征：即急性发热性嗜中性皮病，是炎症性肠病（inflammatory bowel disease，IBD）的一种少见的皮肤表现。与肠病活动有关，20%发生在IBD之前，28%与之同时发生，52%发生在IBD之后。该患者同时发生。SS的主要表现为大小不等的紫红色丘疹或结节，分布在四肢、躯干、手或面部，可融合形成不规则斑块，边界清晰。经激素、免疫抑制剂、生物制剂治疗后，不留瘢痕（图11-4）。两种皮损表现在疾病早期有相似之处，单凭临床表现难以鉴别。活检病理与典型Sweet综合征的病理表现不完全一致。最终经过激素及生物制剂治疗后，双手皮肤完全恢复，不影响手的功能，最终Sweet综合征诊断成立。该患者在使用激素后，能快速改善Sweet综合征的症状。因此激素被认为是治疗Sweet综合征的"金标准"，皮损常3~9天后消失。该患者右手发病早，皮损严重，左手发病晚，皮损轻，应用激素治疗后，双手疼痛减轻，左手皮损迅速消退，右手于23天后完全恢复正常，综合考虑认为如患者炎症性肠病有肠外表现，应用激素越早，皮损越轻，恢复越快。

克罗恩病合并Sweet综合征在临床上很少见，该病例使我们对炎症性肠病肠外表现有了更深刻的了解。IBD与皮肤表现关系密切又相互影响。一部分皮肤表现在IBD之前，需皮肤科医师警惕IBD的可能；而部分IBD的皮损与肠病活动有关，需提醒患者排除肠病活动的可能。这就要求多学科会诊，做到早诊、早治，最大限度地减轻IBD患者的痛苦。

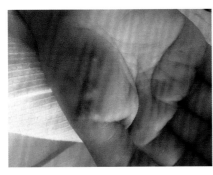
右手：2019年10月4日

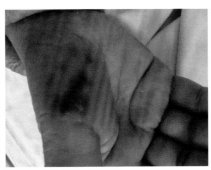
右手：2019年10月5日

图11-4　Sweet综合征患者的皮肤病变全过程

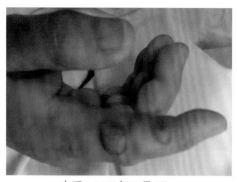
右手：2019年10月6日

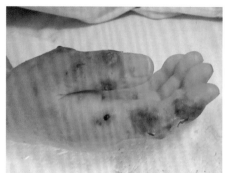
右手：2019年10月7日

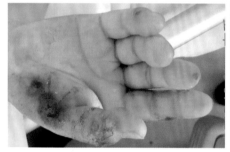
右手：2019年10月8日

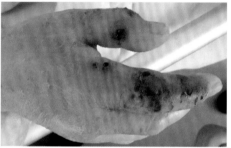
右手：2019年10月9日

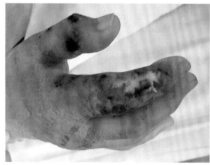
右手：2019年10月11日

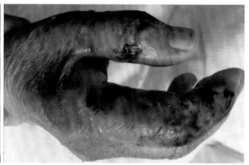
右手：2019年10月17日（激素治疗）

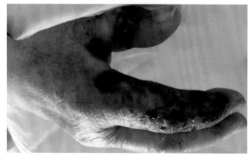
右手：2019年10月19日

图11-4　Sweet综合征患者的皮肤病变全过程（续）

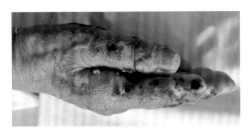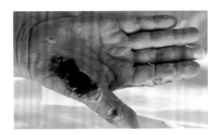

右手：2019年10月21日

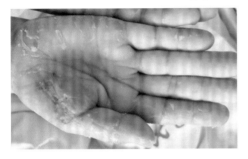

右手：2019年10月25日

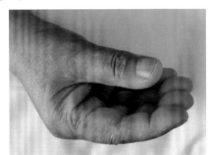

右手：2019年11月12日

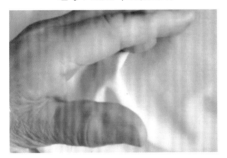

左手：2019年10月6日

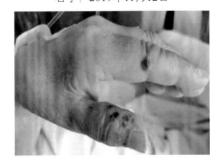

左手：2019年10月17日（激素）

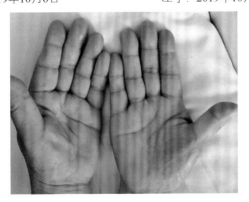

双手：2019年11月12日（左手瘢痕为活检所致，右手瘢痕为切开引流所致）

图11-4　Sweet综合征患者的皮肤病变全过程（续）

病例点评

皮肤病变是克罗恩病常见的肠外表现，包括结节性红斑、坏疽性脓皮病和Sweet综合征等。本病例的精彩之处是观察到了Sweet综合征的皮肤病变从初发、加重、高峰到逐渐愈合的全过程，让我们对其表现有了一个全面的认识。

（王金燕　赵景润）

参考文献

［1］Marzano AV，Fanoni D，Antiga E，et al. Expression of cytokines，chemokines and other effector molecules in two prototypic autoinflammatory skin disease，pyodema gangrenosum and sweet's syndrome［J］. Clin Exp Immunol，2014，178（1）：48-56.

［2］Horton DB，Sherry DD，Baldassano RN，et al. Enthesitis is an extraintestinal manifestation of pediatric inflammatory bowel disease［J］. Ann Paediatr Rheumatol，2012，1（4）：10.

［3］郭涛，程晓蕾. Sweet综合征的临床研究进展［J］.中国中西医结合皮肤性病学杂志，2019，18（1）：89-91.

肠结核

病例特点

◎ 青年男性，慢性病程。

◎ 以腹痛、腹胀、发热、盗汗为主要临床表现。

◎ 查体：精神欠佳，消瘦，双肺呼吸音粗，未闻及明显干、湿啰音。腹部饱满，未见胃肠型及蠕动波，无腹壁静脉曲张。腹肌紧张，右下腹压痛，无反跳痛。肝脾肋下未触及，未扪及明显包块，肝肾区无叩痛。移动性浊音（＋），肠鸣音3次/分。

◎ T-SPOT TB阳性。胸腔积液、腹水：渗出液。

◎ 试验性抗结核治疗有效。

病例摘要

患者，男，30岁。因"右下腹痛2个月余，腹胀、腹泻半个月"入院。患者2个多月前无明显诱因出现腹痛，以右下腹为主，为阵发性钝痛，不剧烈，无放射痛，伴恶心、呕吐，呕吐物为胃内容物，肛门少量排便，无排气，就诊于我院胃肠外科，诊断为肠梗阻、急性腹膜炎，经禁饮食、胃肠减压、抗炎、补液、营养支持等治疗后好转出院。出院后患者仍有阵发性右下腹钝痛，可耐受，持续半分钟缓解，与体位无关，未再诊疗。半个月前患者无诱因出现腹胀、腹泻，3～4次/日，为黑褐色不成形稀便，无鲜血及脓液附着，伴食欲减退，进食量减少约1/3，偶有咳嗽、咳痰，为白色黏液痰，无咯血及呼吸困难，3天前来我院门诊就诊，肠镜示回盲部病变，病理建议免疫组化排除肿瘤性病变。给予口服药物"复方谷氨酰胺肠溶胶囊、金红片"治疗，症状无明显缓解，今为求进一步治疗，就诊我院，门诊以"回盲部病变"收入我科。患者自发病以来，神志清，精神可，饮食睡眠差，大便如上述，小便正常，体重减轻约9kg。

既往史、个人史、婚育史、家族史无特殊。

入院查体

T 36.8℃，P 86次/分，R 17次/分，BP 124/78mmHg。双肺呼吸音粗，未闻及干、湿啰音。腹部饱满，未见胃肠型及蠕动波，无腹壁静脉曲张。腹肌紧张，右下腹压痛，无反跳痛。肝、脾肋下未触及，未扪及明显包块。腹部叩诊呈鼓音，肝肾区无叩痛。移动性浊音（＋），肠鸣音3次/分。双下肢无水肿。

实验室检查

肝、肾功能+血脂：前白蛋白61.96mg/L，总蛋白62g/L，白蛋白27g/L，高密度脂蛋白胆固醇0.57mmol/L，葡萄糖3.61mmol/L，钠135.5mmol/L，氯98.6mmol/L。

血液分析＋CRP：C反应蛋白136.12mg/L，血细胞比容0.38vol%，血红蛋白120g/L，淋巴细胞$0.85×10^9$/L，淋巴细胞比率13.00%，单核细胞比率11.70%，血小板计数$554.00×10^9$/L。

降钙素原：0.639ng/ml。

出凝血机制：凝血酶原时间13.4秒，国际标准化比率1.29，D-二聚体6.02mg/L，纤维蛋白原降解产物21.80mg/L。

肺癌标记（六项）：糖类抗原125 1 023.0U/ml。

甲状腺功能、抗核抗体谱+血管炎谱、病毒筛查、放免肌钙蛋白Ⅰ、胃肠道肿瘤标志物均正常。

淋巴细胞培养+干扰素（A）：15、淋巴细胞培养+干扰素（B）：46。

腹水抗酸染色：未查到抗酸杆菌。

腹水分析：黏蛋白定性（＋），总蛋白52.86g/L，乳酸脱氢酶272.50IU/L，细胞计数664×10⁶/L，中性粒细胞比率1%，淋巴细胞比率93%，单核细胞比率6%；

胸腔积液分析：外观为黄色微浑无凝块，黏蛋白定性阴性，总蛋白51.03g/L，葡萄糖5.83mmol/L，乳酸脱氢酶169.20IU/L，碱性磷酸酶30.80IU/L，细胞计数190×10⁶/L，中性粒细胞比率3%，淋巴细胞比率63%，间皮细胞比率15%，巨噬细胞比率13%。

胸腔积液抗酸染色：未查到抗酸杆菌。

腹水培养结果：经两天培养无细菌生长。

结核感染T细胞斑点检测（T-SPOT TB）阳性。

影像学及病理检查

结肠镜：回盲部病变（图12-1）。病理：（回盲部）活检示小组织4块，肠黏膜慢性活动性炎，可见隐窝炎，隐窝结构改建，固有层较多淋巴细胞、浆细胞、中性粒细胞及少量嗜酸粒细胞浸润，局部炎性肉芽组织增生，建议免疫组化CD3、CD20、CD21、CD38、MUM-1、Kappa、Lambda、Ki-67排除肿瘤性病变，或结合临床。

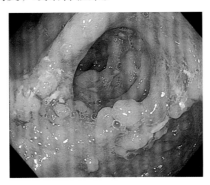

图12-1　结肠镜示回盲部病变

结肠活检组织免疫组化结果提示：CD3（T细胞+），CD20（B细胞+），CD21（FDC网+），CD38（+），mum-1（+），Kappa/Lambda呈多克隆表达，Ki-67（10%+），结果支持肠黏膜慢性活动性炎，建议随诊复查或结合临床。

腹部立位平片：腹部未见异常。建议胸部检查，除外右胸病变。

胸腹部强化CT：双肺炎性病变；双侧胸膜腔积液并双下肺膨胀不全；腹盆腔肠管管壁增厚肿胀；腹腔引流术后改变，结合诊疗过程；胰腺囊性灶并钙化；胆囊炎（图12-2）。

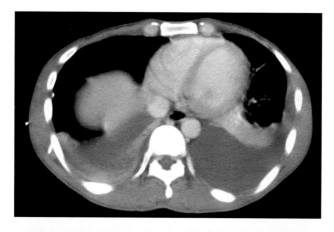

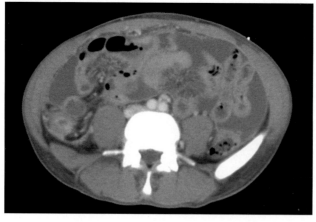

图12-2　胸腹部强化CT：双侧胸膜腔积液并双下肺膨胀不全；腹盆腔肠管管壁增厚肿胀

病例解析

　　该患者初始症状为右下腹痛，伴有腹胀、腹泻，临床常见疾病主要有急慢性阑尾炎、肠道感染、肠梗阻等，上述疾病均可通过腹部查体及腹部平片、腹部彩超、CT等影像学检查排除。患者病程中有过肠梗阻症状，经禁饮食、药物保守治疗后减轻，后患者出现腹痛、腹泻症状。患者于我院门诊行结肠镜检查，肠镜检查提示回盲部病变，不排除淋巴瘤的可能。经组织病理学证实可排除淋巴瘤诊断，病理提示为肠道黏膜慢性炎症。回盲部炎性病变临床常见炎症性肠病、白塞病、肠道淋巴瘤、肠结核等。炎症性肠病包括溃疡性结肠炎和克罗恩病，溃疡性结肠炎多有黏液脓血便的临床症状，且为慢性病程，内镜下可见多开始于直肠的"倒灌性"连续弥漫性病变，黏膜高度水肿时"结肠袋"消失，溃疡呈地图状，附脓性分泌物。克罗恩病以回盲部或节段分布于各肠段的纵行溃疡、溃疡见肠黏膜呈"鹅卵石"外观为主要表现，肠腔狭窄、肛瘘多见。因此，结合患者病史、内镜下表现，可排除炎症性肠病的诊断。白塞病为免疫相关疾病，多伴有口腔、眼部、外阴等部位的溃疡，肠镜可见回盲部孤立性巨大凹陷性溃疡灶，溃疡相对洁净，边缘规整，病理提示淋巴细胞浸润性血管炎。该患者无反复溃疡病史，内镜下表现不典型，病理不支持，故可排除白塞病的诊断。

　　患者胸部CT提示双肺炎性病变。双侧胸膜腔积液并双下肺膨胀不全。结核感染T细胞斑点检测（T-SPOT TB）阳性。患者肠结核的诊断确凿。病程中，经多学科医师会诊后，给予经验性抗结核方案（异烟肼0.3g qd，利福平0.45g qd，吡嗪酰胺0.5g tid，乙胺丁醇0.75g qd）治疗2周后，患者腹痛、腹胀、腹泻症状明显好转，胸腹腔积液量明显减少，提示治疗有效。后患者继续院外口服抗结核药物至8周，症状消失，病情好转。

病例点评

　　回盲部炎性病变诊断相对复杂，临床上要详细询问病史，包括家族史、工作环境、口服药物等，并注重全身查体细节，结合辅助检查，鉴别诊断及明确诊断。因肠结核病情隐匿，临床常与肠道淋巴瘤、炎症状肠病、结缔组织病累及肠道等疾病相鉴别。肠结核好发于20～40岁青年患者，具有病情进展缓慢、病程长及临床表现复杂多样等临床特点。对于大多数肠结核患者来说，腹痛、大便习惯改变及腹部触及肿块是导致其入院就诊的主要原因，肠结核患者腹痛多以脐周、上腹或右下腹部隐痛或阵发性绞痛为主，具有进食后加重、排便或排气后减轻的特点。腹部B超和CT检查，在部分肠结核患者中可出现肠壁增厚。结合该患者为青年男性，消瘦体形，长期在外打工，工作时间长，劳累，生活工作环境较差。病程中有盗汗、发热症状，且腹部症状及影像学检查均与肠结核相符，经多学科会诊后诊断为肠结核，并给予抗结核治疗，治疗效果好。特别提出，临床医师要做好患者治疗后的随访，了解病情变化，总结治疗经验。

（许春红　卢　燕）

参考文献

［1］Liu YY，Chen MK，Cao Z，et al. Differential diagnosis of intestinal tuberculosis from Crohn's disease and primary intestinal lymphoma in China［J］. Saudi journal of gastroenterology，2014，20（4）：241-247.

［2］Sood A，Midha V，Singh A，et al. Differential diagnosis of Crohn's disease versus ileal tuberculosis［J］. Curr Gastroenterol Rep，2014，16（11）：418.

［3］陈永，林文静，等. 白塞病合并肠道病变的临床回顾性分析［J］. 复旦学报（医学版）.2017，44（4）：493-497.

［4］Allen BC，Baker ME，Einstein DM，eta1. Effect of altering automatic exposure control settings and quality reference mAs on radiation dose，image quality，and diagnostic efficacy in MDCT enterography of active inflammatory Crohn's disease［J］.AJR，2010，195：89-100.

妊娠合并溃疡性结肠炎

病例特点

◎ 青年女性，急性起病。

◎ 以腹痛、腹泻为主要临床表现。

◎ 查体：贫血貌，睑结膜苍白。腹膨隆，无明显压痛及反跳痛，肝脾触诊不满意，移动性浊音阴性，肠鸣音活跃。双下肢无水肿。

◎ 辅助检查：结肠镜检查提示为全结肠溃疡，考虑溃疡性结肠炎。病理提示（升结肠、横结肠、直肠）肠黏膜重度急、慢性炎，腺体增生变形，可见隐窝脓肿形成，符合溃疡性结肠炎。免疫组化：EBER（－），CMV（－），抗酸（－）。

◎ 氨基水杨酸制剂、激素、生物制剂治疗后病情好转。

病例摘要

患者，女，30岁。因"腹泻伴腹痛8天"入院。患者8天前进食生冷食物后出现腹泻，为黄色糊状便，7～8次/日，便后滴鲜血（量描述不详），无明显黏液及脓液，偶有里急后重感，伴腹痛，以左下腹为著，为阵发性绞痛，便后疼痛暂时缓解，无发热，无畏寒、寒战，无头痛，无恶心、呕吐，进食量较前明显减少，仅进食少量流质食物，伴全身乏力，院外自行服用"双歧杆菌、蒙托石散"未见明显缓解。3天前就诊于我院急诊，完善相关检查，提示感染指标较高、粪便隐血阳性、贫血、低蛋白血症、电解质紊乱，给予"头孢曲松、补充钠钾、果糖"等治疗2天，未见明显缓解。今晨患者出现一过性头晕、黑蒙，无意识丧失，持续约数秒后自行缓解，伴活动后胸闷、出汗，为求进一步诊治，急诊以"腹泻待查"收入我科病房。自患者发病以来，食欲差，进流质饮食，睡眠可，大便如上述，小便未见明显异常，体重未见明显减轻。

既往史："混合痔"病史10余年，大便带血1年余，就诊于我院肛肠科门诊，考虑混合痔并出血，院外应用"痔疮栓、复方角菜酸酯乳膏"治疗。查体发现"贫血"4年余，不规律服用"多糖铁复合物胶囊"，平素活动后无明显头晕、心慌等不适。

月经婚育史：$14 \frac{5-7}{28-30}$ 2018年11月23日，平素月经量大，痛经8^+年，阴道异常流血流液史，未生育，当前妊娠24周，妊娠1^+个月、妊娠2^+个月前因"阴道少量流血"两次就诊于我院行彩超检查未见异常，予以保胎治疗，2个月前因"阴道流血水"，诊断为"先兆流产"，1个月前产检超声提示"绒毛膜下血肿"。配偶体健，家庭关系和睦。

个人史、家族史无特殊。

入院查体

T 36.5℃，P 80次/分，R 20次/分，BP 100/60mmHg。神志清，精神尚可，贫血貌，睑结膜苍白。全身皮肤黏膜及巩膜无黄染，浅表淋巴结未触及肿大，未见肝掌及蜘蛛痣。双肺呼吸音粗，未闻及干、湿啰音，心律齐，未闻及杂音。腹膨隆，无明显压痛及反跳痛，肝、脾触诊不满意，移动性浊音阴性，肠鸣音活跃。双下肢无水肿。

实验室检查

血常规：白细胞计数7.76×10^9/L，红细胞2.79×10^{12}/L，血红蛋白79g/L，

血小板计数351×10^9/L，C反应蛋白 66.9mg/L。

大便常规+隐血：红细胞40～60/HP，隐血阳性。

肝、肾功能：总蛋白57.5g/L，白蛋白27.6g/L，钠129.8mmol/L，钾3.37mmol/L，钙2.03mmol/L；C反应蛋白109.14mg/L。

血脂：极低密度脂蛋白胆固醇0.97mmol/L，总胆固醇5.82mmol/L，三酰甘油2.14mmol/L，高密度脂蛋白胆固醇1.69mmol/L。

出凝血机制：活化部分凝血活酶时间19.9秒，活化部分凝血活酶比率0.64，D-二聚体1.96mg/L，纤维蛋白原降解产物7.50mg/L，纤维蛋白原6.87g/L，凝血酶时间9.5秒。

尿常规：白细胞计数31.9/μl，上皮细胞计数92.1/μl，酮体（＋＋＋）≥7.8mmol/L，白细胞酯酶（＋＋），Ca125cells/μl，葡萄糖（＋＋）。

大便细菌培养为白念珠菌1 000%。

尿真菌培养为白色假丝酵母菌，对伏立康唑、氟康唑、氟胞嘧啶、两性霉素B、伊曲康唑敏感。

粪便钙卫蛋白阳性。

病毒筛查、降钙素原、血GM试验及G试验结果未见明显异常。

影像学检查

胎儿B超检查：单胎中妊脐绕颈一周（即时所见），提示羊水偏多，建议复查。

胎儿心脏彩超：胎儿左心室灶状强回声，建议二次复查。

诊 断

溃疡性结肠炎（广泛结肠，重度，活动期，初发型）；中期妊娠。

治疗经过

该患者因反复腹泻、腹痛入院，既往无慢性腹泻病史，此次因不洁饮食诱发疾病，故入院后常规按肠道细菌感染给予调节肠道菌群、止泻、抗感染等对症治疗，经治疗后效果欠佳，患者仍有腹泻、腹痛症状。鉴于患者处于妊娠中期，检查手段相对局限，且患者及其家属顾及胎儿安全，未采取侵入性检查如结肠镜检查。治疗2周后患者腹痛、腹泻略有减轻，患者及其家属拒绝继续住院治疗，办理自动出院手续。出院后4天，患者出现先兆流产，分娩一男婴。男婴经我院新生儿重症监护室医护精心治疗后平稳出院，现身体健康。患者分娩后仍有腹泻、腹痛，前往山东省某医院进一步治疗。患者2019年6月17日于某医院行结肠镜检查提示为全结肠溃疡，考虑溃疡性结肠炎（图13-1）。病理提示（升结肠、横结肠、直肠）肠黏膜重度急慢性炎，腺体增生变形，可见隐窝脓肿形成，符合溃疡性结肠炎。免疫组化：EBER（-），CMV（-），抗酸（-）。

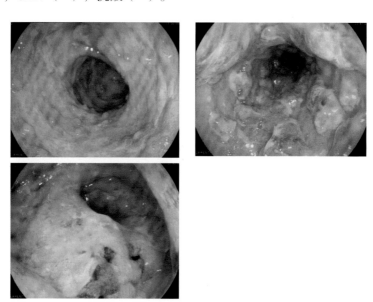

图13-1　结肠镜示全结肠溃疡

患者诊断明确后，规律于某医院接受氨基水杨酸制剂、激素、英夫利西单抗（类克）治疗，病情缓解。于2020年6月3日复查结肠镜检查提示回盲部可见散在白色瘢痕，回盲瓣变形，可见多处憩室及息肉样黏膜隆起，回盲瓣对侧黏膜略粗糙，取活检1块，质软。升结肠、横结肠、降结肠、乙状结肠、直肠可见弥漫白色溃疡，并可见多发息肉样黏膜隆起，未见活动性出血及溃疡，黏膜光滑，黏膜下血管纹理清晰，蠕动规律（图13-2）。病理诊断：（回盲部）黏膜组织慢性炎。现患者病情平稳，规律口服药物治疗。

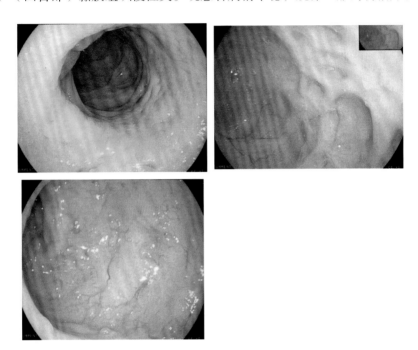

图13-2　溃疡性结肠炎治疗后所见

病例解析

　　该患者为妊娠期初发溃疡性结肠炎的病例，临床上这类患者相对少见。该患者在我院治疗期间，因为各种原因未及时完善结肠镜检查，后就诊于上级医院明确诊断，并规律治疗，针对该患者的病情及一系列的治疗，我们进行了以下反思。

　　1. 诊断问题　UC缺乏诊断的"金标准"，最主要结合临床表现、内镜和病理组织学进行综合分析，并在排除感染性和其他非感染性结肠炎的基础上做出诊断。欧美及我国先后多次对该病的诊治指南进行修订。有文献提出，C反应蛋白（CRP）在妊娠期比较稳定，可用它来评估炎症性肠病的活动性。大便培养可以用来区别一些与IBD具有相同症状的疾病，如肠道感染。病情评估的影像学检查手段首选肠道超声或无钆造影剂的MRI检查。妊娠中晚期，由于胎儿影响肠道超声观察，可考虑行MRI检查；如妊娠期确实需行CT检查，建议充分权衡利弊后决定。妊娠期IBD的内镜检查仍有争议。欧洲克罗恩和结肠炎组织（ECCO）和美国消化内镜协会指南，如指征明确，妊娠期女性可以行消化道内镜检查，首选乙状结肠镜检查，必要时可考虑全结肠镜检查。如临床情况允许，建议尽可能在妊娠中期进行。因此负责检查操作的内镜医师必须技术熟练，检查前或检查中遇到复杂情况时应仔细分析，慎重权衡利弊，既要完成检查，又要保证胎儿和孕妇的安全。

2. **妊娠期患者UC的发病机制**　妊娠期患者UC的发病机制尚不明确，推测可能与妊娠免疫耐受机制有关。孕妇由于雌激素、孕激素、泌乳素、肾上腺皮质激素等的变化，体内免疫内环境也相应发生变化。CD4$^+$Th细胞分泌的细胞因子发生变化，Th2途径占优势，Th1途径收到抑制，使得Th2途径介导的体液免疫反应和速发型变态反应更易发生，导致母体对病原体的易感性、感染严重程度增高，潜伏感染易表面化，介导诸如UC、系统性红斑狼疮等自身免疫性疾病的发生，或使原病情加重。

3. **妊娠期UC的治疗**　需全面评估病情，根据病情轻重、病变累及范围及患者对药物的反应情况选择氨基水杨酸类制剂、激素、免疫抑制剂、生物制剂、外科手术在内的个体化、综合性治疗方案。妊娠期UC的治疗不同于一般UC患者，目前对于妊娠期UC的用药存在争议。根据美国食品药品管理局（FDA）药物安全的分级标准，理论上对于妊娠合并UC，比较合适的治疗是5-ASA和激素。临床应用最多的是泼尼松和甲泼尼龙。这些药物虽然可以少量透过胎盘屏障，但在胎儿体内迅速代谢降解，因此对胎儿的影响很小。有学者报道低剂量巯基嘌呤（25mg/d）＋别嘌醇（100mg/d）＋美沙拉嗪颗粒（4g/d）治疗妊娠合并UC效果良好，并且不增加妊娠相关并发症发生。但也有别嘌醇存在潜在致畸作用的报道。有学者曾报道英夫利昔单抗（IFX）用于治疗妊娠UC有效，对母婴均安全。但有个案报道证实IFX可以通过胎盘屏障进入胎儿体内，在出生后26周内的婴儿体内可以检测到治疗剂量的IFX，直至产后28周才消失。因此，IFX对妊娠期母婴的安全性仍需要进一步的临床验证。虽然妊娠不是UC手术的绝对禁忌证，但有报道妊娠期间手术可以增加母婴的病死率，因此对于UC患者尽量推迟外科手术时间是非常必要的。

4.UC与妊娠的关系　妊娠合并初发型重度UC临床少见，其病情极其凶险，严重威胁母婴安全。虽然国外有回顾性研究表明，妊娠合并UC的孕妇产褥期并发症发生率与正常人群相同，UC患者同正常妇女有相同的生育能力，妊娠不增加UC的复发率，但UC活动期可增加习惯性流产的风险。UC女性患者妊娠生产的后代中，未见低体重出生儿的风险增加或胎儿发育迟缓的迹象。但妊娠期初发UC住院患者的早产风险增加。

病例点评

我国UC的就诊人数呈逐渐增加趋势，已成为我国常见消化道疾病，该患者为妊娠期初发溃疡性结肠炎的病例，临床上这类患者相对少见。通过对该病例的探讨，我们总结出妊娠期结肠镜检查，特别是直肠检查是可行的，这对确诊提供了有力证据。另外选择在妊娠期使用相对安全的药物至关重要。妊娠期UC患者病情缓解后，由于分娩这一应激因素，病情可以复发，甚至暴发。故应高度重视此类患者的诊治，必要时联合妇产科、儿科共同诊治，确保母婴安全。

（许春红　卢　燕）

参考文献

［1］林其德.重视妊娠合并自身免疫性疾病的诊治［J］.中国实用妇科与产科杂志，2010，26（6）：401-402.

［2］ML Seinen，NKH de Boer，ME van Hoorn，et al. Safe use of allopurinol and low-dose mercaptopurine therapy during pregnancy in an

ulcerative colitis patient［J］. Inflammatory bowel diseases, 2013, 19（3）:
E37.

［3］Kozenko M, Grynspan D, Oluyomi-Obi T, et al. Potential Teratogenic
effects of allopurinol: a case report［J］.Am J Med Genet A, 2011, 155A:
2247-2252.

［4］Argüelles-Arias F, Castro-Laria L, Barreiro-de Acosta M, et al. Is
safety infliximab during pregnancy in patients with inflammatory bowel disease?
［J］. Rev Esp Enferm Dig , 2012 , 104（2）: 59-64.

［5］Steenholdt C, Al-Khalaf M, Ainsworth MA, et al. Therapeutic
infliximab drug level in a child born to a woman with ulcerative colitis treated until
gestation week 31［J］. Journal of Crohn's colitis, 2012, 6（3）: 358-361.

［6］Dozois E J, Wolff BG, Tremaine WJ, et al. Maternal and fetal
outcome after colectomy for fulminant ulcerative colitis during pregnancy: case
series and literature review［J］. Diseases of the colon and rectum, 2006, 49
（1）: 64-73.

［7］Bortoli A, Pedersen N, Duricova D, et al. pregnancy outcome in
inflammatory bowel disease: prospective European case-control ECCO-EpiCom
study［J］. Aliment Pharmacol Ther, 2011, 34（7）: 724-734.

病例 14

原发性肠道淀粉样变性

病例特点

◎ 老年男性，慢性起病。

◎ 以腹痛、便血为主要临床表现。

◎ 查体：精神尚可，腹部平坦，未见明显胃肠型、蠕动波，无腹壁静脉曲张。腹肌软，下腹压痛，无明显反跳痛，未及明显包块，肝、脾肋下未触及，腹部叩鼓音，移动性浊音（－），肠鸣音4次/分。直肠指诊未触及异常。

◎ 肠镜可见左半结肠散在片状糜烂及浅溃疡，并可见多发息肉样隆起。病理刚果红染色证实诊断。

病例摘要

患者，男，51岁。因"腹痛伴大便带血2个月"于2013年4月11日入院。患者2个月前无明显诱因出现腹痛，为下腹部阵发性隐痛，无腹胀，伴有大便带血，血液覆盖于大便表面，大便无变形、变细。无恶心、呕吐；无咳嗽、咳痰、咳血；无尿痛、尿急及血尿；无牙龈出血及鼻出血。未系统治疗，病情一直无缓解。为求治疗就诊于我院。行结肠镜检查示：距肛门40cm以下乙状结肠及直肠黏膜散在片状糜烂及浅溃疡。活检：破碎的大肠黏膜，间质中较多淀粉样物质沉积。升结肠见直径0.3cm的息肉，取检：管状腺瘤。以"便血"收入院。

既往史：青霉素过敏，无慢性病、传染病、手术史等病史。

个人史、婚育史、家族史无特殊。

入院查体

T 36.5℃，P 76次/分，R 19次/分，BP 155/95mmHg。中年男性，神志清，精神可，发育正常，营养中等，自主体位，查体合作。全身皮肤黏膜无黄染、皮疹及出血点，锁骨上及腹股沟淋巴结未触及异常肿大。心、肺查体未见明显异常。腹部平坦，未见明显胃肠型、蠕动波，无腹壁静脉曲张。腹肌软，下腹压痛，无明显反跳痛，未触及明显包块，肝、脾肋下未触及，腹部叩鼓音，移动性浊音（－），肠鸣音4次/分。直肠指诊未触及异常。四肢肌力及肌张力正常，双下肢无水肿。

实验室检查

血液分析、尿液分析、尿本周蛋白、肝肾功能、出凝血机制、病毒筛查、胃肠道肿瘤标志物、免疫固定电泳、血清免疫球蛋白均未见明显异常。

影像学检查

胸部CT、上腹CT、心脏彩超未见明显异常。

结肠镜：左半结肠炎症（图14-1）。

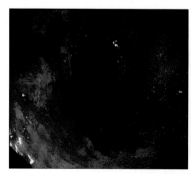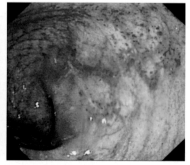

图14-1 结肠镜结肠黏膜菲薄、充血，活检时质脆如薄纸

病理检查

大肠黏膜急慢性炎，固有层内大量淀粉样物沉积，脉管壁变性明显，考虑淀粉样变性。刚果红（＋）、结晶紫（＋），支持肠道淀粉样变性（图14-2）。

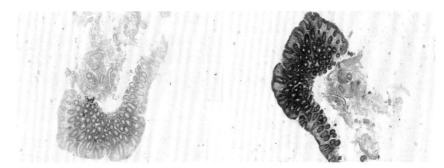

图14-2 组织学检查见刚果红、结晶紫染色阳性

诊 断

肠道淀粉样变性。

治疗经过

予以保护肠道黏膜、调节肠道菌群、改善肠道微循环等治疗，患者症状改善出院。4个多月后再次出现便血、腹痛症状，复查肠镜提示乙状结肠、直肠炎症，结肠多发息肉（图14-3）；部分息肉病理回示肠道淀粉样变性。后加用美沙拉嗪治疗，症状缓解，院外定期随访病情稳定。

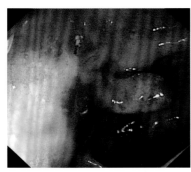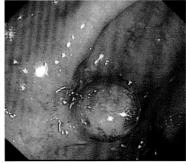

图14-3 结肠息肉样改变

病例解析

淀粉样变性分为局限性及系统性。系统性淀粉样变性更为多见，主要包括：① 单克隆免疫球蛋白轻链型（AL型）淀粉样变性，又称原发性淀粉样变性，主要与克隆性浆细胞异常增殖有关；② 单克隆免疫球蛋白重链型（AH型）淀粉样变性；③ 淀粉样蛋白 A 型（AA型）淀粉样变性，又称继发性淀粉样变性；④ 遗传性淀粉样变性；⑤ β_2微球蛋白型（Aβ_2M型）淀粉样变性。AL型和AA型最为常见，后者多与感染、炎症、外伤有关。系统性淀粉样变性可累及多个器官，包括肾、心脏、肝、脾、肺、胃肠道等。诊断：① 有相关脏器受累的临床表现。② 组织活检，HE染色淀粉样物质呈粉红色、不定形、蜡样、有特征性裂纹；刚果红染色呈砖红色。③ 可进一步采用免疫组化、免疫荧光、蛋白质质谱、激光显微切割联合质谱蛋白质组学（LMD/MS）技术进行分析。④ 疑有遗传性淀粉样变性者可行基因检测，DNA测序法可直接获得病变的基因学证据。

局限性胃肠道淀粉样变性比较少见，该患者以便血、下腹痛为主要表现，肠镜见左半结肠糜烂、浅溃疡，且其他部位未见受累表现，免疫球蛋白未见异常，易误诊为炎症性肠病，需通过病理检查进行区分。胃肠道淀粉样变性可累及全消化道，临床表现多样，可表现为消化道出血、恶心、呕吐、食欲缺乏、腹痛、腹胀、腹泻等非特异性症状，临床上易漏诊、误诊。肠道淀粉样变性内镜特征与淀粉样物质沉积的部位和量有关：当黏膜肌层或黏膜下有少量沉积时，黏膜层保持完整，但活检组织刚果红染色可呈阳性；只有当淀粉样物质沉积到一定程度时，才可能表现为黏膜红斑、糜烂或瘀斑，甚至黏膜下血肿；若病情反复，则会发生增生息肉样改变；当肠壁全层受累，可表现为肠腔狭窄及肠梗阻。由此提示我们，肠镜发现糜烂溃疡等病变时，需及时取检，当病理未能确诊时，需反复取活检，并想到对组织行刚果红染色明确诊断。

胃肠道淀粉样变性的治疗方案：不同临床表现的胃肠道淀粉样变性在治疗上具有共同点。AL型淀粉样变性的治疗主要有以下 3 种途径：干扰前体蛋白产生，阻止淀粉样纤维丝形成；稳定前体蛋白的天然结构，阻止其转变为错误折叠蛋白；直接破坏淀粉样蛋白纤维结构的稳定性，使其不能维持β折叠构象。临床常用药物有硼替佐米、来那度胺、沙利度胺。胃肠道局限性淀粉样变性经手术治疗可获得长期缓解，但系统性淀粉样变性累及胃肠道患者的总体预后较差，即使接受药物化疗，总体生存期亦较短。

综上，胃肠道淀粉样变性临床症状及内镜下表现均不典型，临床工作者应提高对该病的认识，以期早期发现、早期诊断、早期干预，改善患者的生活质量。

病例点评

刚果红染色是确诊淀粉样变性的重要手段，但是如果没有临床医师的提示，对于活检的病理标本，病理科医师是不会常规做刚果红染色的。所以，这个病例提示我们以下两点：① 作为消化科医师要熟悉各种消化道病变的内镜下表现，同时要重视患者的临床表现及其他相关检查结果；② 内镜医师要为病理科医师提供足够的病史、内镜描述及可疑诊断，便于病理科医师决定是否需加做相关的病理染色等。相关学科间的有效沟通是患者得到及时诊断和最佳治疗的保障。

（臧立娜　郎翠翠）

参考文献

［1］刘晓霞，武金宝.胃肠道淀粉样变性研究进展［J］.胃肠病学，2018，23（2）：116-119.

［2］刘继喜，刘芳，史艳芬，等.消化道淀粉样变性患者17例临床及内镜特征分析［J］.疑难病杂志，2017，16（1）：84-86.

病例 15

嗜酸细胞性胃肠炎

病例特点

◎ 青少年男性，病程短。

◎ 以腹痛、呕吐、腹泻、嗜酸粒细胞明显升高为主要临床表现。

◎ 查体：精神可，腹平软，脐上及脐右侧腹部压痛，无反跳痛，肠鸣音2～3次/分。

◎ 血常规提示嗜酸粒细胞比率明显升高，胃肠镜组织活检提示嗜酸粒细胞数目增多（>25/HP）。

◎ 常规抑酸、抗感染等治疗效果欠佳，应用糖皮质激素疗效显著。

病例摘要

患者，男，17岁。因"上腹痛7天"于2017年8月6日入院。患者7天前无明显诱因出现上腹部疼痛，呈阵发性胀痛，无腰背部放射，每次持续几分钟，伴有恶心、呕吐，呕吐物为胃内容物，无咖啡样物质，5天前于某县人民医院就诊，行腹部CT考虑右肺上叶炎症，十二指肠水平段下方及右结肠旁沟区、胰腺周围脂肪间隙模糊，腹腔少量渗出，查尿淀粉酶升高，血淀粉酶在正常范围，按"胃炎、胰腺炎"给予抑酸、奥曲肽等治疗，腹痛好转后进食，腹痛再次加重，3天前给予灌肠后出现腹泻，每日多达10余次，呈黄色稀水样便，无黏液及脓血，无发热，咳嗽，咳少量白痰，无胸闷、胸痛。今为进一步诊治来我院急诊就诊。

既往史：5个月前有"脑炎、癫痫"病史，在我院住院治疗后好转，目前仍服用丙戊酸钠、奥拉西坦、甲钴胺等药物。10天前有上呼吸道感染，输注阿奇霉素治疗。对头孢、青霉素类药物过敏。

个人史、婚育史、家族史无特殊。

入院查体

T 36.9℃，P 72次/分，R 18次/分，BP 148/83mmHg。神志清，精神尚可，全身皮肤、黏膜及巩膜未见明显黄染、皮疹及出血点，双肺呼吸音粗，未闻及干、湿啰音及胸膜摩擦音。心前区无隆起，心律规整，各瓣膜听诊区未闻及病理性杂音，腹软，脐上及脐水平右侧腹部压痛，无反跳痛，余腹部无压痛及反跳痛。肝、脾肋下未触及，肝浊音界存在，肝、肾区无叩痛，Murphy征阴性，移动性浊音阴性，肠鸣音2～3次/分，双下肢无水肿，未见皮疹、出血点，无静脉曲张，双侧病理征阴性。

实验室检查

多次查血常规：白细胞（18.84～22.59）×10⁹/L，嗜酸粒细胞绝对值（2.12～13.2）×10⁹/L，嗜酸粒细胞比率11.31%～59.8%；胃肠道肿瘤标志物、PCT、生化全项、尿及大便常规未见明显异常；大便涂片检菌未查到细菌。难辨梭菌抗原及毒素检测阴性；大便细菌培养未培养出常见致病菌。Torch、类风湿因子、血淀粉酶、脂肪酶、抗中性粒细胞胞浆抗体（PR3）、抗中性粒细胞胞浆抗体（MPO）、抗心磷脂抗体IgG及IgM、抗核抗体谱未见异常；免疫球蛋白IgE 498IU/ml。

影像学检查

下腹部CT：多发肠壁增厚，腹膜炎，盆腔积液（图15-1）。

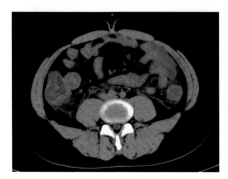

图15-1　CT示多发肠壁增厚

胃镜：浅表性胃炎伴胃底糜烂、十二指肠球炎、十二指肠降段炎。

肠镜：回肠末端炎、结肠炎。

病理检查

（胃窦）活检：小组织1块，未见黏膜肌层，黏液型黏膜慢性炎（＋），活动性（＋），肠上皮化生（－），HP（－，HE染色），固有层平滑肌组织增生，嗜酸粒细胞数目增多（>25/HP）。

（直肠）活检：小组织2块，结肠黏膜慢性炎症，间质内大量嗜酸粒细胞、散在淋巴浆细胞浸润，间质内纤维结缔组织轻度增生，腺上皮未见异型，符合嗜酸粒细胞增多症，请结合临床。

骨髓检查

骨髓病理：①骨髓增生较低下，三系造血细胞可见，嗜酸粒细胞略增多；②未见急性白血病和淋巴瘤证据；③未见寄生虫、真菌感染及肉芽肿形成；④未见转移瘤细胞，未见纤维组织明显增生。

骨髓细胞形态学：髓系及血象内髓象内嗜酸粒细胞较易见。

基因检测：JAK2、MPL、CALR（－）；BCR/ABLP230（－）；P190（－）；P210（－）。

FISH：PDGFRB、PDGFRA基因未见异常。

免疫表型未见异常。

诊　断

嗜酸细胞性胃肠炎。

治疗经过

在抑酸、补液、抗感染治疗的基础上，加用糖皮质激素口服治疗，患者症状缓解，复查血常规嗜酸粒细胞绝对值及比率恢复正常。

病例解析

该患者因典型消化道症状来诊，入院前及入院后复查血常规均提示嗜酸粒细胞计数及比率明显升高，提示嗜酸细胞性胃肠炎（eosinophilic gastroenteritis，EGE）诊断的可能。要诊断EGE，首先需排除其他嗜酸粒细胞增多的继发性原因，常见有感染、药物、过敏反应、结缔组织病、肿瘤及其他少见原因如内分泌疾病爱迪生病、垂体功能不全等，本例患者经筛查感染、自身免疫及骨髓学相关检查无上述相关疾病的表现及证据，行胃肠镜检查组织病理提示嗜酸粒细胞浸润>25/HP，嗜酸细胞性胃肠炎诊断成立。需要鉴别的疾病还有嗜酸细胞增多综合征（HES），HES除外周血EOS明显升高外，病变不仅累及胃肠道，还广泛累及其他实质器官，如脑、心脏、肾、肺等，其病程短，预后差，本例患者虽伴有外周血EOS明显升高，但不支持HES的诊断。本例患者无过敏性疾病及相关家族史，但发病前有应用克拉霉素及抗癫痫药物情况，不排除本次发病与药物有关。

嗜酸细胞性胃肠炎在临床上比较少见，最早在1937年由KAJISER等提出，其特征是胃肠道嗜酸粒细胞浸润，通常累及胃、小肠和结肠，可伴或不伴外周EOS增多。到目前为止该病的发病机制和病因尚未完全阐明，根据各项临床研究及流行病学资料显示，主要病因可能涉及对变应原的超敏反应，如有哮喘、鼻炎、药物或食物等过敏病史。此外，其诱因可能包括遗传因素、环境因素及药物。根据浸润深度不同，EGE可分为黏膜型、肌型和浆膜型。①黏膜层：EOS浸润黏膜层和（或）黏膜水肿，无 EOS 性腹水或黏膜外层浸润；②肌层：肌层EOS浸润，可有完全或不完全肠梗阻，且无嗜酸性腹水；③浆膜层：EOS浸润浆膜层，有嗜酸性腹水，也包括同时存在黏膜层、肌层和浆膜层受累者。EGE的临床症状根据累及部位及浸润深度的不同而有所区别。浅表黏膜层受累时，临床表现常为腹痛、恶心、呕吐、腹泻、腹胀、蛋白质丢失及营养不良、体重减轻等；累及肌层时，常导致胃肠道运动功能受损，表现为肠梗阻等；当累及浆膜层时，常有腹水发生。有研究显示，EGE的发病机制涉及由内向外的途径，最初可能涉及黏膜，随着病情进展向更深层次浸润。EGE内镜下常见表现为黏膜红斑、充血水肿、糜烂、溃疡、息肉等，但缺乏特异性。本例患者以腹痛、腹泻为主要表现，腹部CT提示多发肠壁增厚，胃肠镜提示黏膜水肿、充血，考虑该患者为黏膜型。约有30%的EGE患者病情可自行缓解，但有效的持续治疗仍然十分重要，可预防疾病的再次复发。目前，EGE 的治疗方案主要为去除过敏因素及类固醇药物治疗。推荐泼尼松龙初始剂量20～40mg/d口服，持续用药1～2周后根据症状缓解情况逐渐减量，并低剂量（5～10mg/d）维持治疗避免复发的方案。本例患者初始给予抑酸、补液、抗感染等治疗，患者症状及血常规无明显改善，后加用泼尼松30mg/d口服，5天后腹泻明显减轻，10天后嗜酸粒细胞计数及比例恢复正常，于2017年8月21日出院，院外泼尼松逐渐减量，后10～15mg/d口服维持治疗。2020年自行停用激素1个月后症状反复1次，加用泼尼松口服后很快控制出院，目前继续应用泼尼松10mg/d维持治疗中，病情未再反复。

　　EGE在临床上不常见，且病因不明，临床表现多样，症状与其他胃肠道疾病存在很多相似之处，许多非专科医师对该疾病认识不足，因此EGE的误诊率及漏诊率相对较高。通过该病例我们提高了对EGE的认识，对于长期无法解释的以腹痛、腹泻等慢性胃肠道症状就诊的患者，即使血常规无明显嗜酸粒细胞明显增多，也要考虑EGE的可能，给予相应的影像学、内镜等检查，相信随着对EGE认识的不断提高，其确诊率会逐渐增加，治疗方案也会逐步完善。

病例点评

　　EGE内镜表现多数无特异性，主要表现为黏膜充血水肿、糜烂，散在出血点等，部分内镜可见息肉样肿块，但病理未见肿瘤样病变，较常见的累及部位是胃和小肠。回盲部、十二指肠、回肠末端病理活检阳性率较高，而胃部病理活检阳性率相对较低。糖皮质激素是治疗的主要方式，在缓解临床症状和降低外周血嗜酸粒细胞中起重要作用，建议0.5～1mg/kg的初始剂量使用，逐渐减量。新型药物布地奈德不良反应较少，有着更好的应用前景。另外对于激素难治型或依赖型患者，多个案例报道抗组胺剂（酮替芬）、白三烯受体拮抗剂（孟鲁司特）、肥大细胞稳定剂（色甘酸二钠）、免疫抑制剂（巯基嘌呤）可成为替代治疗方案或初始治疗方案。

（曹玉宁　马清珠）

参考文献

　　［1］Uppal V，Kreiger P，Kutsch E. Eosinophilic gastroenteritis and colitis：a comprehensive review［J］. Clin Rev Allergy Immunol，2016，50（2）：175-188.

　　［2］Sylva D，Tamayo L，Mosquera-Klinger G，et al. Eosinophilic gastroenteritis：an unusual presentation of a raredisease［J］. Rev Gastroenterol Mex，2019，84（1）：116-118.

　　［3］Chang JY，Choung RS，Lee RM，et al. A shift in the clinical spectrum of eosinophilic gastroenteritis toward the mucosal disease type［J］. Clin Gastroenterol Hepatol，2010，8（8）：669-675.

　　［4］Zhang MM，Li YQ. Eosinophilic gastroenteritis：a state-of-the-art review［J］. J Gastroenterol Hepatol，2017，32（1）：64-72.

病例 16

肝硬化合并上消化道大出血的处理

病例特点

◎ 青年女性，急性起病。

◎ 以呕血为主要临床表现。

◎ 查体：睑结膜苍白，心、肺查体未见明显异常，腹部平坦，腹壁静脉无曲张，腹肌软，上腹无压痛，无反跳痛，肝肋下未触及，脾脏肋下可触及，其下缘平脐，移动性浊音阴性，肠鸣音4次/分。

◎ 急诊止血、二级预防序贯治疗，目前患者静脉曲张消失。

病例摘要

患者，女，33岁。因"呕血3小时"于2018年6月8日入院。患者8年前确诊为乙型肝炎肝硬化，未正规诊治。患者3小时前无明显诱因呕吐暗红色血液，共3次，总量约1 500ml，内混有食物残渣，自感乏力，无便血，无头晕、心悸、晕厥等表现。急呼"120"来我院，急诊行腹部CT检查：肝硬化、脾大，遂以"上消化道出血、门静脉高压"收入院。

既往史、个人史及婚育史无特殊。

家族史：其母亲患有"乙肝"。

入院查体

T 36.6℃，P 76次/分，R 19次/分，BP 115/69mmHg。全身皮肤黏膜无黄染，睑结膜苍白，口唇无明显发绀。胸廓外形正常，双肺呼吸音清，心律齐，腹部平坦，腹壁静脉无曲张，腹肌软，上腹无压痛，无反跳痛，肝肋下未触及，脾肋下可触及，其下缘平脐，未触及明显异常包块，Murphy征阴性，麦氏点无压痛，肝、肾区无叩痛，移动性浊音阴性，肠鸣音4次/分。

实验室检查

血常规示：白细胞计数4.31×10^9/L，红细胞2.84×10^{12}/L，血红蛋白61g/L，血小板计数64.00×10^9/L。

影像学检查

腹部CT提示肝硬化、脾大。

诊　断

上消化道出血（食管胃底静脉曲张破裂出血）；乙型肝炎肝硬化肝功能失代偿期。

治疗经过

给予监测生命体征，禁饮食、抑酸、止血、降低门静脉压、保肝、抗感染等治疗后，于2018年6月10日再次出现呕血及便血，呕血为鲜红色血液，含血凝块，量约500ml，伴便血，共10余次，量约2 000ml，伴心慌、头晕、乏力、四肢湿冷。血压64/38mmHg，心率100次/分，给予三腔二囊管压迫止血，压管后患者未再出现活动性出血表现，于2018年6月13日行食管胃底曲张静脉套扎及粘堵术治疗（图16-1），术后患者好转出院。出院后患者未再出现过消化道出血表现。术后1个月复查胃镜提示仍存在食管静脉曲张的情

况，根据内镜下表现考虑仍存在内镜下治疗指征，遂给予食管静脉曲张套扎序
贯治疗（图16-2）。该患者为青年女性，脾功能亢进明显，且肝功能较前改
善，至肝胆外科行脾切除＋贲门周围血管离断术，术后定期复查胃镜（图16-
3），并继续接受内镜下治疗（图16-4），直至静脉曲张消失（图16-5）。

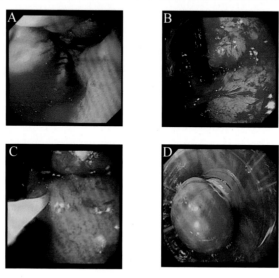

图16-1　第一次治疗

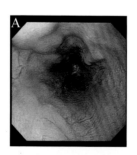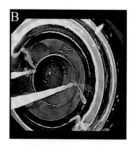

图16-2　第二次治疗

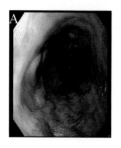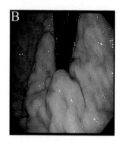

图16-3　第三次治疗

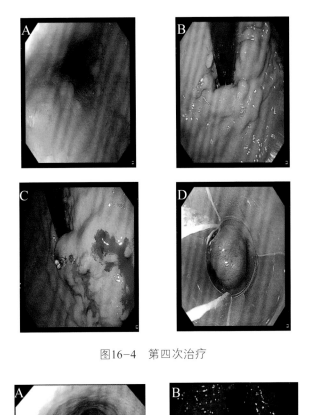

图16-4　第四次治疗

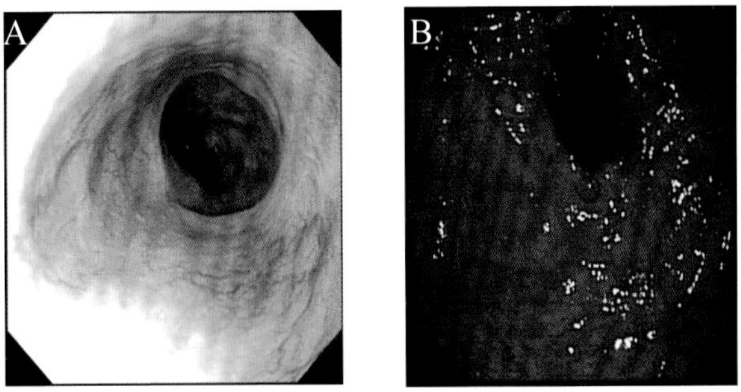

图16-5　第五次治疗

病例解析

　　食管胃底静脉曲张破裂出血是肝硬化最常见的并发症，常常危及生命。患者一般出血量大且凶猛，短时间内可出现失血性休克等血容量不足表现，若不及时采取有效治疗，可短期内死亡。预防和治疗食管胃底静脉曲张破裂出血显得尤为重要。该患者入院后监测生命体征，开放多条静脉通路，输血、补液维持有效循环血量，使血红蛋白升至70～80g/L。需要强调的是，对于曲张静脉破裂出血的患者，血容量的恢复需谨慎，过度输血或输液都可能导致继续或重新出血。给予抑酸、止血、降低门静脉压（如生长抑素及类似物，血管升压素及其类似物等），抗生素治疗可选择喹诺酮类或头孢类抗生素。

该患者属于急性食管胃底静脉曲张破裂出血（EVB），关于急性EVB的处理，首先选择药物联合内镜下治疗，急诊内镜的时机选择尤为重要，指南中提出一旦血流动力学稳定，可在入院后12小时内行急诊胃镜下检查及治疗。但是该患者入院后一直存在活动性出血的情况，血流动力学不稳，我们立即给予三腔二囊管压迫止血，压迫后患者的出血得到控制。

作为挽救生命的措施，三腔二囊管压迫止血无绝对禁忌证，一般在药物治疗无效及无法具备急诊内镜检查的情况下，三腔二囊管压迫可使80%～90%的出血病例得到控制，为内镜及手术治疗赢得时间。病情稳定后行胃镜检查，协助了解出血原因，必要时给予内镜下治疗。内镜下治疗包括内镜下曲张静脉硬化术、套扎术及组织胶粘堵术。该患者内镜下表现为食管胃底静脉重度曲张，给予行食管曲张静脉套扎及胃底曲张静脉粘堵治疗。

急性食管胃底静脉曲张破裂出血停止后的患者再次出血和死亡的风险很大。对于未进行二级预防的患者，1～2年的再出血率高达60%，病死率达33%。对于既往有食管胃底静脉曲张破裂出血史或急性食管胃底静脉曲张破裂出血5天后的患者需采取二级预防。二级预防措施包括药物治疗、内镜下治疗、外科治疗或TIPs。该患者第一次内镜下治疗术后1个月，复查胃镜仍存在食管静脉曲张，给予食管曲张静脉套扎术进行二级预防。后期患者肝功能逐渐改善，且考虑患者存在明显脾功能亢进的情况，肝功能达到Child-Pugh分级A级，转外科手术治疗，断流后复查胃镜仍存在食管胃底静脉曲张的情况，继续给予序贯治疗，直至曲张静脉消失。

另外需要说明的是，我国是乙肝大国，垂直传播为乙肝病毒的主要传播途径之一。研究表明，如不采取任何阻断措施，这种传播概率可达到70%～100%。有研究显示，对乙肝病毒携带孕妇实施孕妇和新生儿免疫阻断和干预，可有效阻断垂直传播。结合该患者的病史，加强围生期保健至关重要。该患者为乙肝肝硬化患者，给予长期口服恩替卡韦抗病毒治疗。

病例点评

通过对该例患者的诊治，我们总结如下：①基础药物治疗效果不佳时，注意不要忘记三腔二囊管也会给内镜治疗创造机会；②术后静脉曲张复发的患者坚持不断的内镜检查及治疗；③重视外科手术时机的选择，尽可能为患者创造手术治疗时机；④定期随访的重要性。

（卢克美　石　莎）

参考文献

［1］中华医学会肝病学分会，中华医学会消化病学分会，中华医学会消化内镜学分会.肝硬化门静脉高压食管胃静脉曲张出血的防治指南［J］.中华内科杂志，2016，55（1）：57-72.

［2］刘业珍.乙型肝炎病毒母婴传播阻断的措施及护理干预［J］.预防医学论坛，2013，19（10）：799.

病例 17

肝硬化出血合并门静脉血栓的抗凝治疗

病例特点

◎ 中年女性，慢性病程。

◎ 以间断呕血、黑粪、腹痛为主要临床表现。

◎ 查体：心、肺查体未见明显异常，腹软，腹部可见陈旧性手术瘢痕，全腹压痛，无明显反跳痛，移动性浊音（－），肠鸣音弱。

◎ 辅助检查：腹部增强CT符合肠系膜上静脉、门静脉栓塞表现；盆腔内小肠肠壁肿胀；少量腹水、盆腔积液。

◎ 内镜下治疗后给予抗凝治疗，疗效可。

病例摘要

患者，女，54岁。因"间断呕血、黑粪8年，腹痛2个月"入院。患者8年前因"呕血、黑粪"于2010年12月首次就诊于我院，诊断"食管胃底静脉曲张破裂出血、门静脉海绵样变"，给予抑酸、止血等治疗，好转后自动出院，建议脾切除术。2017年6月24日因"呕血、黑粪2天"再次就诊于我科，考虑上消化道出血，予以输注红细胞、止血、降低门静脉压、抑酸、补液、抗感染及其维持电解质稳定等对症治疗，并于2017年6月29日行胃镜检查（图17-1）及食管胃底曲张静脉套扎及粘堵术，术后好转出院。

2019年1月在当地医院行脾切除术，术后口服"阿司匹林"治疗3个月，后自行停药。停药20天后开始出现腹痛，呈持续性，部位不固定，伴恶心。就诊于当地县医院，行腹部CT示：①考虑阑尾炎；②符合胆囊结石并胆囊炎；③脾切除术后改变。血常规：白细胞15.8×10^9/L，血红蛋白89g/L，中性粒细胞比率85.4%，血小板计数632×10^9/L，给予输液及止痛药物治疗，效果不佳。遂转至我院胃肠外科，查D-二聚体22.644mg/L。腹部大血管彩超示：门静脉管腔内栓子形成。肠系膜上静脉管腔内栓子形成，建议抗凝治疗。患者及其家属要求出院，并至省立医院就诊，完善全腹增强CT检查提示肠系膜上静脉、门静脉栓塞；小肠肠壁肿胀；胆囊结石，经多学科会诊，均建议保守抗凝治疗。于2019年5月16日因"腹痛7天"就诊于我科，按"门静脉血栓形成、肠系膜上静脉血栓形成"给予抗凝治疗，好转出院。出院后患者在家口服华法林、阿司匹林肠溶片抗凝治疗，未规律监测血常规、大便常规、凝血机制。10余天前患者诉大便发黑，曾去当地医院化验粪便隐血提示阳性，未系统诊治；1天前出现腹部疼痛，以左上腹部为著，性质描述不清，呈持续性、较剧烈，无放射，与进食、排便无关，伴恶心、呕吐。在当地门诊予以止痛（具体药名不详）药物治疗，疼痛较前缓解。患者为求进一步住院诊疗来我院急诊，遂以"肠系膜静脉血栓栓塞、门静脉血栓"收入我科病房。

既往史、个人史、婚育史及家族史无特殊。

入院查体

T 36.6℃，P 103次/分，R 24次/分，BP 110/72mmHg。心、肺查体未见明显异常，腹软，腹部可见陈旧性手术瘢痕，未见胃肠型、蠕动波。全腹压痛，无明显反跳痛，肝肋下未触及，Murphy征阴性，肝、肾区无叩痛，移动性浊音（-），肠鸣音弱。

辅助检查

腹部增强CT：①符合肠系膜上静脉、门静脉栓塞CT表现；②盆腔内小肠肠壁肿胀；③少量腹水、盆腔积液；④脾脏缺如；⑤胆囊结石。

腹部血管超声：肠系膜上静脉、门静脉管腔内栓子形成。

诊 断

① 食管胃底静脉曲张破裂出血；② 门静脉海绵样变，门静脉血栓形成，肠系膜上静脉血栓形成；③ 脾切除术后。

治疗经过

入院后给予保肝、改善微循环等治疗，行胃镜检查提示存在食管胃底静脉重度曲张，给予行食管胃底静脉曲张硬化及组织胶粘堵术治疗（图17-2），术后1天患者出现明显的腹部胀痛，无便血，腹部平片提示肠梗阻，完善腹部血管CTA提示肠系膜上静脉、门静脉血栓形成，未见新发血栓形成。给予禁饮食、保肝、改善微循环等治疗，并于术后第4天开始给予低分子肝素钙抗凝治疗，患者腹痛逐渐缓解，未出现便血表现，病情好转后于术后10天出院。

出院后患者口服利伐沙班治疗。曾于2020年8月13日因腹痛行胃肠镜检查，胃镜提示食管胃底静脉重度曲张，结肠镜提示结肠炎症、结肠息肉、直肠静脉曲张。建议内镜下治疗，患者表示拒绝。于2020年8月19日患者再次出现呕血，入院后于2020年8月22日给予行内镜下套扎及粘堵术治疗（图17-3），未再呕血，但仍有间断的腹部疼痛，可耐受。于2020年8月26日复查腹部强化CT提示肠系膜上静脉、门静脉栓子形成；肝门区门静脉海绵样变；胆囊结石并胆囊炎；脾脏未显示；盆腔积液；双肺炎症；心包腔积液。未发现血栓再通的情况，加用低分子肝素钙抗凝治疗，术后好转出院。

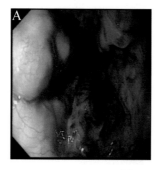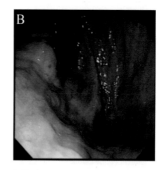

图17-1　第一次治疗

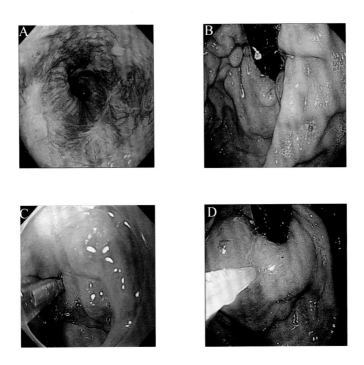

图17-2　第二次治疗

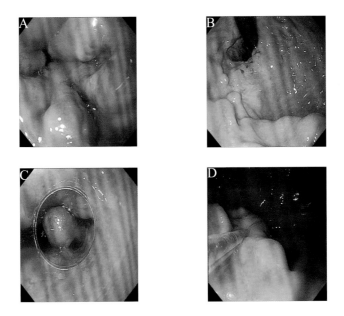

图17-3　第三次治疗

病例解析

肝硬化导致的食管胃底静脉曲张本身具有一定的消化道出血风险，在临床工作中对肝硬化合并 PVT 者一般不会进行常规抗凝治疗。但是对于肝硬化合并门静脉血栓患者应注意其内镜下静脉曲张程度，建议抗凝前要及时进行内镜检查，必要时行内镜下治疗。

该患者目前存在的问题有以下几个方面。

1. 肝硬化食管胃底静脉曲张破裂出血合并门静脉血栓、肠系膜上静脉血栓导致腹痛的情况下，如何选择合适的治疗方法？肝硬化患者进行抗凝治疗，其出血发生率为5%～35%，其中包括门静脉高压引起的出血。为了减少出血风险，能否在抗凝治疗前对曲张的静脉进行预处理？有研究表明，对食管胃底静脉曲张先行预防处理，再行抗凝治疗不会增加出血的风险。也有研究显示，19 例患者接受抗凝血药物（维生素 K 拮抗剂）治疗平均8.1个月，只有1例发生食管静脉曲张套扎术后出血。抗凝前应用非选择性β受体阻滞药、内镜下食管曲张静脉套扎术，或联合治疗可以更好地预防静脉曲张破裂出血。但是内镜下套扎术后溃疡在行抗凝治疗时也会发生出血。因此，一些研究推荐食管曲张静脉过了套扎期后再行抗凝治疗。对该患者我们选择的方案是先行内镜下治疗，后加用抗凝血药物治疗，但由于患者术后腹痛明显，且我们采取的是食管曲张静脉硬化术，所以术后第4天开始给予抗凝治疗，术后未出现消化道出血的情况。目前关于抗凝治疗的时机无明确的指南指出，在进行抗凝治疗前要充分评估风险，根据患者的病情个体化分析，采取合适的方案和应对措施。

2. 还有一个一直困惑我们的问题是抗凝治疗的疗程，该患者也给予了长期的抗凝治疗，但抗凝治疗的疗程亦无指南明确指出。对于肝硬化PVT患者的抗凝治疗应至少持续6个月；对于伴有肠系膜上静脉血栓、既往肠出血及等待肝移植患者建议长期行抗凝治疗，PVT消失后应继续数月的抗凝治疗；对于等待肝移植的患者需延长抗凝治疗时间，直至移植。虽然多数研究认为延长抗凝时间是有益的，但对于等待肝移植的失代偿期肝硬化患者，是否会增加其并发症以及对整体预后的影响仍然有待商榷，而且，目前尚无可以用来调整及停药的评价指标。

3. 选择哪种抗凝血药物？抗凝血药物种类很多，临床上常用的低分子肝素、华法林、利伐沙班等。被广泛接受用于PVT的抗凝剂主要是低分子肝素和华法林。低分子肝素具有生物利用度高、抗栓作用强、出血不良反应少、无须实验室监测国际标准化比值（INR）等优势，临床上应用广泛，但是由于院外应用不变，患者接受度偏低。维生素K拮抗剂能够抑制凝血酶的合成，可用于长期抗凝。对于维生素K拮抗剂的剂量没有达成共识，推荐剂量从2.5～3 mg/d开始，其安全范围小，个体差异大，药效易受食物和药物的影响，需长期监测将INR控制在2～3。但是肝硬化患者有着不同程度的凝血功能异常，因此有些学者认为将INR作为调整剂量的指标并不可靠。利伐沙班是一种新型口服直接Ⅹa因子抑制剂，使用时可以按固定剂量给药，无须因食物、体重、轻度肝肾功能损害调整剂量。另外，其生物利用度高，起效迅速，无须进行凝血功能监测，具有很大的优势，但是对于肝功能Child-Pugh评分为B级和C级的患者，利伐沙班的使用为禁忌证。哪种药物更安全、更有效，研究者们有不同的观点。Billroth Ⅲ共识指出LMWH和维生素K拮抗剂表现相当。但也有多项研究表明，使用LMWH较维生素K拮抗剂安全。选择抗凝剂时还需要考虑到其不良反应的救治，对于维生素K拮抗剂的抗凝作用，可以快速且有效地通过凝血酶原复合物逆转，而对于LMWH尚无有效的拮抗剂。

对本病例的思考，该患者有腹痛、消化道出血表现，曾多次完善腹部CT等检查提示存在门静脉、肠系膜静脉血栓形成，腹痛原因考虑与血栓有关，存在抗凝指征。但该患者又合并有消化道出血表现，根据参考文献，我们先给予该患者内镜下治疗，后行抗凝治疗，治疗后患者腹痛缓解，亦未出现消化道出血，疗效可。但该患者存在肠系膜静脉血栓的情况，后期需要长期抗凝治疗，并建议定期复查腹部CTA及胃镜，必要时给予序贯治疗，提高患者的生活质量，延长其生存期。

病|例|点|评

　　门静脉高压合并门静脉系统血栓形成，互为因果，且可导致恶性循环。门静脉高压导致的出血后血容量降低会加重门静脉血栓形成的风险，但二者一方面需要止血，另一方面需要抗凝治疗，存在治疗上的矛盾。把握止血和抗凝的契机尤为关键。理想状态为食管胃底静脉曲张消失后持续抗凝溶栓减少或降低血栓的形成。该病例有多次曲张静脉曲张病史，且治疗依从性较差，曲张静脉未予以规范序贯性治疗，增加了治疗的难度，从而也影响了抗凝血药物的选择及使用。但在权衡各方面因素及病情后，积极静脉封堵及抗凝治疗，使病情趋于稳定，未继续恶化，结局较为满意，也为以后类似患者的治疗提供经验和教训。

（卢克美　石　莎）

参|考|文|献

　　［1］Condat B，Pessione F，Hillaire S，et al. Current outcome of portal vein thrombosis in adults：risk and benefit of anticoagulant therapy［J］. Gastroenterology，2001，120（2）：490-497.

　　［2］Francoz C，Belghiti J，Vilgrain V，et al. Splanchnic vein thrombosis in candidates for liver transplantation：usefulness of screening and anticoagulation ［J］. Gut，2005，54（5）：691-697.

　　［3］Villa E，Cammà C，Marietta M，et al. Enoxaparin prevents portal vein thrombosis and liver decompensation in patients with advanced cirrhosis［J］. Gastroenterology，2012，143（5）：1253-1260.

病例18

噬血细胞综合征与肝豆状核变性，谁才是元凶?

病例特点

◎ 青年男性，急性起病。

◎ 以持续发热、咳嗽为主要临床表现。

◎ 查体: T 39.4℃，P 113次/分。神志清，精神差，全身皮肤黏膜无黄染及出血点，浅表淋巴结未触及肿大。胸骨无压痛。双肺呼吸音粗，未闻及干、湿啰音。心率113次/分，律齐，未闻及杂音。腹软，无压痛、反跳痛，肝肋下未触及，脾肋下3cm可触及，质软，移动性浊音阴性，肠鸣音3次/分，双下肢轻度水肿。

◎ 辅助检查: 血常规提示粒细胞缺乏; 肝功能提示转氨酶、转肽酶轻度增高，总胆红素升高，白蛋白轻度降低; 胸部CT提示支气管炎、脾大。

◎ 予以全覆盖抗感染治疗，积极升白，同时给予保肝等对症支持治疗，病情逐步缓解。病情稳定后应用青霉胺驱铜治疗。

病例摘要

患者，男，31岁。因"发热伴咳嗽1天"于2018年6月15日入院。1天前无明显诱因出现发热，最高体温达39.7℃，伴咳嗽、咳白痰，咽痛，就诊于当地诊所，诊断为上呼吸道感染，予以"阿米卡星、利巴韦林、地塞米松"等对症治疗，治疗后症状未见明显缓解，遂就诊于我院查血液分析示：白细胞计数0.37×10⁹/L，血小板计数65.00×10⁹/L，中性粒细胞数0.00×10⁹/L。以"粒细胞缺乏"收入院。

既往史、个人史、婚育史、家族史无特殊。

入院查体

T 39.4℃，P 113次/分，R 22次/分，BP 116/53mmHg。青年男性，发育正常，神志清，精神差，全身皮肤黏膜无黄染及出血点，浅表淋巴结未触及肿大。胸骨无压痛。双肺呼吸音粗，未闻及干、湿啰音。心率113次/分，律齐，未及杂音。腹软，无压痛、反跳痛，肝肋下未触及，脾肋下3cm可触及，质软，移动性浊音阴性，肠鸣音3次/分，双下肢轻度水肿。

实验室检查

尿液分析、病毒筛查、血脂、血清铁蛋白、EB病毒、巨细胞病毒Torch、布鲁氏菌、出血热、肥达及外斐反应、病原菌感染九项、TS-POT、抗核抗体谱、血培养均未见明显异常。辅助检查结果见表18-1。

骨髓细胞学：增生减低，骨髓中易见噬血细胞。

T细胞亚群：NK（CD3-CD56+）：9.63%（正常值9.5%～23.5%）。

表18-1　患者辅助检查结果

检测项目	参考范围	2018年6月15日2pm	2018年6月15日10pm	2018年6月19日	2018年6月21日	2018年8月28日
白细胞（×10⁹/L）	4.09～5.74	0.44	0.24		0.88	2.33
中性粒细胞（×10⁹/L）	1.9～8	0.00	0.02		0.07	1.6
血红蛋白（g/L）	131～172	124	109		113	106

续表

检测项目	参考范围	2018 年 6 月 15 日 2pm	2018 年 6 月 15 日 10pm	2018 年 6 月 19 日	2018 年 6 月 21 日	2018 年 8 月 28 日
血小板（×10⁹/L）	85 ~ 303	87	54		76	73
活化部分凝血酶比率	0.82 ~ 1.25		1.94			
凝血酶原时间活动度（%）	80.0 ~ 120.0		70.0			
国际标准化比率	0.87 ~ 1.13		1.25			
凝血酶原时间比率	0.82 ~ 1.25		1.19			
凝血酶原时间（s）	11.0 ~ 15.0		15.7			
活化部分凝血酶时间（s）	28 ~ 42.5		56.4			
纤维蛋白原（g/L）	2.0 ~ 4.0		4.43			
钠（mmol/L）	135 ~ 145		132.0		133.9	
钾（mmol/L）	3.5 ~ 5.5		3.59		2.91	
肌酐（μmol/L）	62 ~ 115		77.0			
尿酸（μmol/L）	262 ~ 452		182			
谷丙转氨酶（IU/L）	0 ~ 40		113		96	
谷草转氨酶（IU/L）	0 ~ 40		34		38	

续表

检测项目	参考范围	2018年6月15日2pm	2018年6月15日10pm	2018年6月19日	2018年6月21日	2018年8月28日
白蛋白（g/L）	38～51		32		28	
γ-谷氨酰转肽酶（IU/L）	7～50		169			
碱性磷酸酶（IU/L）	40～150		245			
总胆红素（μmol/L）	3.1～23.1		97.4		34.9	
直接胆红素（μmol/L）	0.85～5.7		40.9		15.1	
三酰甘油（mmol/L）	0.56～1.76		0.85			
血清铁蛋白（ng/ml）	10～300			271.4		

影像学检查

胸部CT：支气管炎、脾大（图18-1）。

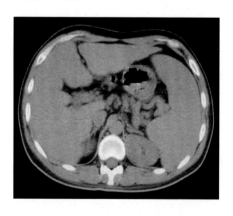

图18-1 CT示肝硬化、脾大

诊　断

　　该患者持续发热、白细胞及血小板减少、脾大、骨髓检查发现嗜血细胞，入院考虑噬血细胞综合征。

治疗经过

　　入院后予以替考拉宁联合亚胺培南高效全覆盖抗感染，阿昔洛韦、奥司他韦抗病毒治疗，并予以保肝、升白、止咳化痰、营养支持等治疗。患者治疗7天后每日仍有发热，每日最高体温均大于38℃，但咳嗽、咳痰症状较前好转，复查血常规提示白细胞$0.88×10^9$/L，血小板$76×10^9$/L，较前有上升趋势，PCT降至正常范围。后患者要求到上级医院就诊，遂至北京某医院，完善腹部CT提示肝硬化、脾大，完善铜蓝蛋白降低（200mg/L）、血清铜增高，外送ATP7B基因提示变异，诊断为肝豆状核变性，继续抗感染及支持治疗后病情逐步好转，患者定期驱铜治疗。2个月后患者因黑粪再次入我院，完善胃镜提示食管胃底静脉曲张，予以内镜下治疗，定期随访病情稳定。

病例解析

　　该患者以发热、咳嗽、脾大为主要表现，完善检查提示白细胞减少、血小板减少，肝功能异常，且感染指标增高，倾向于重症感染性疾病或血液系统疾病，但完善常见的致病菌均未见异常，胸部CT亦未见与症状相符的感染灶；完善骨髓穿刺见噬血细胞，未见白血病细胞、淋巴瘤细胞等，首先倾向于噬血细胞综合征。

　　噬血细胞综合征（hemophag ocytic syndrome，HPS）的诊断：目前公认的HPS诊断标准由国际组织细胞协会于2004年修订，符合以下两条标准中任何一条时可以诊断HPS。① 分子诊断符合HPS：在目前已知的HPS相关致病基因，如PRF1、UNC13D、STX11、STXBP2、Rab27a、LYST、SH2D1A、BIRC4、ITK、AP3β1、MAGT1、CD27等发现病理性突变。② 符合以下8

条指标中的5条。a. 发热：体温>38.5℃，持续>7天；b. 脾大；c. 血细胞减少（累及外周血两系或三系）：血红蛋白<90g/L，血小板<100×10^9/L，中性粒细胞<1.0×10^9/L且非骨髓造血功能减低所致；d. 高三酰甘油血症和（或）低纤维蛋白原血症：三酰甘油>3mmol/L或高于同年龄的3个标准差，纤维蛋白原<1.5g/L或低于同年龄的3个标准差；e. 在骨髓、脾、肝或淋巴结里找到噬血细胞；f.血清铁蛋白升高：铁蛋白≥500μg/L；g. NK细胞活性降低或缺如；h. sCD25（可溶性白细胞介素-2受体）升高。继发性噬血细胞综合征的病因：① 感染相关HPS：是继发性HPS最常见的形式，包括病毒、细菌、真菌及原虫感染等。② 恶性肿瘤相关HPS：主要是血液系统肿瘤。③ 巨噬细胞活化综合征（MAS）：是HPS的另一种表现形式，目前认为超过30种系统性或器官特异性自身免疫病与HPS相关。④ 其他：妊娠、药物等。

　　该患者持续发热、脾大、外周血两系减少、骨髓见噬血细胞，但患者血清铁蛋白、血脂、NK细胞比例正常，不能完全支持噬血细胞综合征的诊断。该患者完善检查，亦未能发现有相关的病因，故噬血细胞综合征诊断不能成立。

　　该患者以持续发热、咳嗽起病，合并肝损害、脾大，完善常见肝损害病情未见异常，易误诊为血液系统疾病，忽视了对肝脏疾病的进一步诊治，患者至上级医院就诊后，完善腹部CT提示肝硬化，我院已排除乙肝、丙肝、自身免疫性肝炎因素，且发病前无特殊药物殊用史，无长期饮酒史，上级医院进一步完善铜蓝蛋白、血清铜等检查，最终确诊为肝豆状核变性。

　　肝豆状核变性又名Wilson病，是一种先天性铜代谢异常遗传性疾病。其是因铜沉积于机体组织，如中枢神经系统、肝、肾、角膜等，引起各脏器形态结构破坏与功能改变，主要导致肝硬化和以基底节改变为主的脑部变性疾病。阳性家族史、血清铜蓝蛋白<200mg/L、24小时尿铜≥100μg/d、肝铜≥250μg/g（肝干重）、基因诊断结果和临床症状均可作为诊断依据。本例患者无神经系统表现，如肢体抖动、神志障碍等，后续完善角膜检查未见K-F环，症状较为隐匿。对其治疗，包括限制食物中铜的摄入、驱铜药物治疗、根治性肝移植及新兴的基因治疗。当前最常用的是药物治疗，青霉胺是首选药物。

　　查阅既往文献，有继发于肝炎的噬血细胞综合征，由此推断，该患者起始持续发热、骨髓见噬血细胞，可能为肝脏病变引起全身过度的免疫反应导致单核吞噬细胞系统病变；亦或是脾功能亢进、白细胞破坏过多，诱发感染，从而导致了噬血细胞的出现。

由此病例，我们对噬血细胞综合征有了更深刻的认识，其多合并肝损害，甚至肝衰竭，极易与肝脏原发疾病相混淆，对于发热、脾大、肝损害的患者，需全面检查，及早诊断。

病例点评

该患者自幼就有肝豆状核变性病史，一直隐瞒病史，此次发病前曾自行口服治疗肝豆状核变性的药物。在我院经各科室诊断后高度怀疑HPS。患者至北京某医院就诊后，考虑全血细胞减少，准备化疗后行骨髓移植治疗，此时患者才告知医师有肝豆状核变性病史，紧急叫停化疗，继续抗感染和支持治疗，全血细胞减少的情况逐步恢复。患者之前的症状及检查看似符合HPS诊断标准8条中的4条，但是可以一一击破。① 发热：患者合并呼吸道感染所致。② 脾大：肝病所致。③ 全血细胞减少：感染及患者自行用药所致的骨髓抑制。④ 噬血细胞：骨髓中仅仅表现为噬血现象，无恶变倾向；患者私自用药引起的骨髓细胞形态异常。相反，存在不符合HPS的依据：血清铁蛋白、血脂、NK细胞比例正常。通过此病例也想告诉广大患者，面对医师一定不要隐瞒病史，这带给医师的仅仅是诊断上的困惑，带给自己的却是被延误的病情，甚至是对生命的威胁。

（臧立娜　郎翠翠）

参考文献

［1］Ronald FPfeiffer. Wilson Disease［J］. Continuum（Minneap Minn），2016，22（4）：1246-1261.

［2］刘雁，薛立芝，包剑锋.急慢性肝炎合并噬血细胞综合征16例分析［J］.全科医学临床与教育，2014，12（3）：338.

病例 **19**

不一样的肝功能异常

病例特点

◎ 青年男性，建筑工人，急性起病。

◎ 以发热、乏力伴食欲缺乏为主要临床表现。

◎ 查体：生命体征平稳，神志清，精神欠佳，皮肤黏膜、巩膜无黄染，眼结膜充血，眼睑轻度水肿，心、肺听诊无异常。腹饱满，左侧腹部压痛，无反跳痛，肝、脾肋下未触及，肝、肾区无叩痛，Murphy征阴性，移动性浊音阴性，肠鸣音3次/分。

◎ 辅助检查：白蛋白27g/L，谷丙转氨酶192U/L，谷草转氨酶266U/L，钠125mmol/L，尿素氮 15mmol/L，肌酐179μmol/L，谷氨酰转肽酶119U/L。血常规：白细胞$18.94×10^9$/L，中性粒细胞比率77.30%，红细胞$7.25×10^{12}$/L，血红蛋白222g/L，血小板计数$41×10^9$/L；病毒筛查正常。上腹部CT：双侧肾周筋膜增厚。

◎ 出血热抗体后确诊为流行性出血热。

◎ 给予保肝、CRRT、抗炎、机械通气及对症支持治疗。

病例摘要

患者，男，31岁。入院前4天无明显诱因出现发热，体温最高39.7℃，伴畏寒，无寒战，伴乏力，在当地诊所给予退热药物及输液等治疗后（具体不详）体温恢复正常，仍有乏力，伴恶心，未呕吐，伴食欲缺乏及腹胀，至长葛市某医院就诊考虑"急性心肌炎、急性胃炎"，给予"奥美拉唑、左氧氟沙星、奥硝唑、门冬氨酸钾镁、丹红注射液"等，患者症状无明显缓解，排黑色稀水样便1次，无尿黄及皮肤瘙痒，无胸闷、憋喘，无咳嗽、咳痰，伴汗出，尿量减少，急来我院，查肝功能提示转氨酶升高，给予还原型谷胱甘肽等治疗后，于2016年5月16日以"肝损害原因待查"收入我科病房。

既往体健，个人史、婚育史、家族史无特殊。

入院查体

T 37.0℃，P 96次/分，R 23次/分，BP 126/80mmHg。神志清，精神欠佳，眼结膜充血，眼睑轻度水肿，全身皮肤黏膜及巩膜无黄染，浅表淋巴结未触及肿大，双肺呼吸音粗，未闻及明显干、湿啰音。心律齐，各瓣膜听诊区未闻及病理性杂音及额外心音。腹饱满，未见胃肠型及蠕动波，触软，左侧腹部压痛，无反跳痛，肝、脾肋下未触及，肝、肾区无叩痛，Murphy征阴性，移动性浊音阴性，肠鸣音3次/分。双下肢未见皮疹及出血点，无水肿。

实验室检查

血常规：白细胞计数18.94×10^9/L，中性粒细胞比率77.30%，红细胞7.25×10^{12}/L，血红蛋白222g/L，血小板计数41×10^9/L。

肝功能+肾功能+血糖：白蛋白27g/L，谷丙转氨酶192U/L，谷草转氨酶266U/L，钠125mmol/L，葡萄糖7mmol/L，钾4.10mmol/L，尿素氮15mmol/L，肌酐179μmol/L，谷氨酰转肽酶119U/L。

病毒筛查：乙肝表面抗体94.1mIU/L，乙肝e抗体1.6s/co，乙肝核心抗体2.0s/co，丙肝抗体阴性。

影像学检查

上腹部CT：双侧肾周筋膜增厚，请结合临床。

诊 断

流行性出血热。

治疗经过及预后

入院后给予抗感染、护肝、护肾、营养支持及对症治疗，患者症状无明显改善，联系多学科会诊后，考虑患者存在多脏器功能衰竭，病情危重，家属商议后同意转科，遂转入ICU继续治疗。转入ICU后患者PCT及白细胞计数均进行性增高，血小板低，且流感病毒抗原阳性，肥达试验及外斐反应（-），肾功能、肝功能损害，不能排除汉坦病毒及HIV感染，行出血热抗体检测（＋），确诊为肾综合征出血热。给予保肝、CRRT、抗炎、机械通气及对症支持治疗。病情好转，进入多尿期，停血液净化，患者自主尿量正常，患者存在高钠血症，给予对症处理好转，自主呼吸趋于平稳，给予脱机拔管，患者病情逐渐好转。

肾综合征出血热病死率5%～10%，死亡原因多为休克、尿毒症、肺水肿、出血等。本病目前尚无特效疗法，主要采取综合性预防性治疗。抓好"三早一就"（早发现、早休息、早治疗，就近在有条件的地方治疗），把好"三关"（休克关、少尿关及出血关），对减轻病情、缩短病程和改善预后具有重要意义。

病例解析

患者起初以发热为主要表现，曾在外院给予对症治疗后体温恢复正常。但逐渐出现乏力、食欲缺乏等，并伴有肝、肾功能异常和血小板减低。收住院治疗后，多次复查生化提示肌酐进行性升高。胸腹水、泌尿系B超提示：双侧胸腔积液、腹水、双肾弥漫病变观察（结合临床不除外急性肾衰竭）。最终行出血热抗体检测（＋），确诊为肾综合征出血热，给予保肝、CRRT、抗炎、机械通气及对症支持治疗。病情逐渐好转，最终康复出院。

随着我国生活水平的提高和卫生条件的改善，肾综合征出血热的发病率明显降低，且症状多不典型，脏器损害中肝脏、心肌损伤比率上升，容易误诊、漏诊。其实该病例临床表现较为典型，存在"三红"（眼球结膜及颜面、颈部和上胸部皮肤出现显著的潮红冲洗，似"醉酒貌"）、"三痛"（头痛、腰痛、眼眶痛）、"热退病重"的特点。肾综合征出血热是一种由汉坦病毒引起的以鼠类为主要传染源的自然疫源性疾病，由于患者早期不会出现典型的临床症状，因此误诊、漏诊的情况容易在诊断过程中出现，影响了患者的治疗，耽误了病情。该病例起初表现相对典型，包括典型的"三红、三痛""热退病重""血小板减少""CT提示双肾肾周的渗出""肾功能异常"等，但由于医师对该病认识不足，使诊断和治疗走了不少弯路。

肾综合征出血热过去又称流行性出血热，是汉坦病毒属中的若干性病毒引起的以啮齿类动物为主要传染源的自然疫源性疾病。其潜伏期7～46天，一般为2周左右。典型表现为发热、出血和肾损害三类主要症状及发热期、低血压休克期、少尿期、多尿期和恢复期五期经过。非典型和轻症患者临床表现差异较大，可无低血压休克、出血或肾衰竭。重症者前二、三期可重叠。其治疗主要是以综合疗法为主。①发热期的治疗原则：注射抗病毒类药物，早期卧床休息减轻外渗、改善中毒症状以及有效预防DIC；②低血压休克期的治疗原则：早期给予患者适量地补充血容量，并且注意纠酸；③少尿期的治疗原则：稳定患者机体内环境，促进利尿和导泻；④多尿期的治疗原则：维持患者体内水和电解质平衡，有效防止继发性感染的发生；⑤恢复期的治疗原则：保证充分的营养和休息，定期进行肾功能、血压及垂体功能的复查，及时纠正异常指标。

经多学科会诊后，明确病因，给予针对性治疗，病情得到控制。通过该病例，我们能够较好地认识流行性出血热的临床特征，进而避免误诊、漏诊的发生。

病例点评

随着社会生活水平的提高、环境卫生的改善及医疗水平的进步，疾病谱也发生了明显变化。传染病如狂犬病、出血热等变成了少见病，在疾病的诊断和鉴别诊断中常常会忽略。因此，通过该病例，我们能够更好地认识肾综合征出血热的特点，遇到类似病例时能够及时做出诊断、从容应对，使患者早日得到合理的治疗。

（吕汝西　焉　鹏）

参考文献

［1］李兰娟，王宇明.肾综合征出血热.感染病学［M］.3版.北京：人民卫生出版社，2015：156-168.

［2］姜杰，程春红.肾综合征出血热合并肝损害72例临床分析［J］.中国实用医药，2012，07（12）：158-159.

［3］徐慧丽，孙水林，吴志国，等.以急性心肌梗死为主要临床特征的肾综合征出血热一例［J］.中华传染病杂志，2019，37（12）：760-761.

［4］孙丙虎，池云，裴学玉，等.肾综合征出血热并发心肌炎一例［J］.中华传染病杂志，2020，38（3）：174-175.

［5］杜虹.肾综合征出血热的临床特征及其治疗方法［J］.中国医药指南，2020，18（4）：26-27.

血淀粉酶、脂肪酶均升高的急腹症

病例特点

◎ 中年女性，青海牧民，急性起病。

◎ 以急性腹痛伴恶心为主要临床表现。

◎ 查体：神志清，精神可，腹部平坦，腹肌紧，全腹压痛、反跳痛，以上腹部及右下腹明显，肠鸣音弱。

◎ 辅助检查：血淀粉酶、脂肪酶明显升高。全腹CT：肝右叶钙化灶，胆囊肿大，盆腔积液。胸片：①考虑右肺钙化灶；②肝包虫钙化。

◎ 治疗：给予禁饮食、护胃、抗感染及营养支持治疗后症状缓解，确诊肝包虫病破裂后至上级医院行外科手术治疗。

病例摘要

患者，女，42岁。青海牧民，因"腹痛2天，加重伴恶心3小时"于2020年7月23日入院。患者入院前2天进食后出现上腹痛，呈持续性，阵发性加剧，无他处放射，起初未在意。入院前3小时腹痛加剧伴恶心，遂来院就诊，急诊完善腹部CT：肝右叶钙化灶，胆囊肿大，盆腔积液。生化全项：脂肪酶193.2U/L（13～60U/L），血淀粉酶366U/L（35～135U/L），遂以"①急性胆囊炎；②急性胰腺炎"收入院。

既往史：20年前曾行结扎绝育术。

月经史：无特殊，末次月经2020年7月10日。

个人史、婚育史、家族史无特殊。

入院查体

T 36.8℃，P 80次/分，R 20次/分，BP 140/80mmHg。神志清，精神可，发育正常，体形消瘦，皮肤黏膜及巩膜吴黄染，浅表淋巴结未触及，心、肺查体无明显阳性体征，腹平坦，腹肌紧，全腹压痛、反跳痛，以上腹部及右下腹明显，肝、脾肋下未触及，Murphy征阴性，肝浊音界存在，肝、肾区无叩痛，移动性浊音阴性，肠鸣音3次/分，双下肢无水肿。

实验室检查

肝肾功能、心肌酶、电解质、β-HCG均未见明显异常。脂肪酶193.2U/L，血淀粉酶366U/L。血常规：白细胞计数7.76×10^9/L，中性粒细胞比率90.2%，红细胞5.58×10^{12}/L，血红蛋白143g/L，血小板计数425×10^9/L。

影像学检查

全腹CT：肝右叶钙化灶，胆囊肿大，盆腔积液。胸片：① 考虑右肺钙化灶；② 肝包虫钙化。

诊　断

肝包虫病。

治疗经过及预后

入院后给予禁饮食、抑酸、抗感染、补液等对症治疗，效果欠佳。联系会诊，考虑急性胰腺炎诊断不成立，建议进一步完善腹部B超，观察有无其他急腹症病变，并在B超下进一步评估胰腺情况。B超下所见：肝形态正常，包膜光滑，肝右叶可见大小约3.3cm×2.1cm的强回声，左叶可见大小约7.0cm×6.4cm的囊实性包块，包膜不完整（图20-1）。肝内胆管不扩张，肝内管道走形自然。胆囊大小形态正常，囊壁毛糙，囊内透声可。胰腺大小正常，实质回声均匀。肝周可见深度约1.4cm的液性暗区，右下腹腔可见深度约4.7cm的液性暗区。腹部CT提示：① 肝左叶囊实性包块，考虑包虫破裂；② 肝右叶钙化灶（包虫钙化可能）；③ 肝周、腹水。考虑肝包虫破裂的可能（图20-2）。

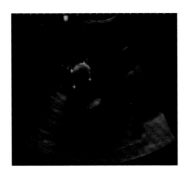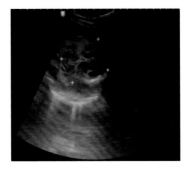

图20-1　腹部B超所见：肝右叶可见大小约3.3cm×2.1cm的强回声，左叶可见大小约7.0cm×6.4cm的囊实性包块，包膜不完整

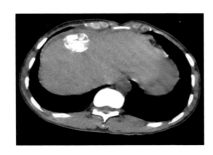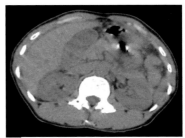

图20-2　腹部CT提示肝右叶钙化灶，胆囊窝可见积液

患者至上级医院行完整棘球蚴外囊切除术，术后恢复良好。肝包虫棘球蚴外囊完整切除后，有利于减少局部复发，预后良好。

病例解析

该患者为笔者援青期间在外科会诊的患者，起初拟诊为急性胆囊炎、急性胰腺炎。但存在以下疑点：① 患者腹部CT见胆囊体积增大，但未见胆囊周围明显渗出，且Murphy征阴性，因此用急性胆囊炎不能解释患者病情；②患者虽然血淀粉酶、脂肪酶明显升高，但该患者腹部CT未见明显胰腺炎影像学表现，且其腹痛性质非典型胰腺炎腹痛特点。而且该患者不存在胆系结石、酗酒、高脂血症、暴饮暴食等急性胰腺炎的常见诱因，因此急性胰腺炎诊断亦不成立。由于该患者存在急性腹膜炎的体征，且CT可见盆腔积液，所以考虑腹腔脏器破裂或消化道穿孔的可能，于是我们进一步对患者进行了腹部B超检查，提示：① 肝左叶囊实性包块，考虑包虫破裂；② 肝右叶钙化灶（包虫钙化可能）；③ 肝周、腹腔积液。最终该患者确诊为肝包虫破裂，转上级医院行手术治疗。

血淀粉酶是诊断急性胰腺炎最常用的指标，其升高也可见于非胰腺性疾病的急腹症，如消化道穿孔、肠系膜血管梗死、肠梗阻、阑尾炎、胆道感染、胆石症等。有研究表明血淀粉酶与脂肪酶联检可有效提高急性胰腺炎的临床诊断效果。但此患者，无论从诱因、症状，还是影像学表现都不支持急性胰腺炎的诊断。而且其腹部CT仅能发现肝右叶钙化的肝包虫病变，但是对于肝左叶未见明显病变。肝虫病患者的最初表现是单纯囊肿，外囊破裂后囊液流出，塌陷的囊壁在CT下显示欠佳是导致未能发现病变的重要原因。进一步的腹部B超检查确诊了肝左叶的肝包虫破裂。超声是目前公认诊断肝包虫囊肿的首选方法，尤其是在肝包虫破裂后，包虫外囊塌陷，B超检查阳性率更高，包虫囊肿破裂时行急诊超声检查，可为术前诊断提供快速、准确的重要依据。

肝包虫病，又称肝棘球蚴病，是青藏高原畜牧地区常见的人畜共患的寄生虫病。犬类是最主要的一种传染源，也是终宿主，而人属于中间宿主，在误食被包虫虫卵污染的食物、水或者与犬类密切接触后发病。包虫病最先累及的器官是肝，导致肝内出现多个或单个膨胀性囊肿，包括囊型棘球蚴病和肝泡型棘球蚴病两种类型，其中前者较为常见。各种外力震动、撞击或贯通伤均可造成棘球蚴囊破裂，容易向体腔及周围脏器穿破。其中棘球蚴囊肿破入腹腔最为常见，多数患者会因此产生过敏反应，部分有严重过敏反应性休克表现。患者多数会出现突然的上腹部疼痛，开始时很剧烈，很快遍及全腹，类似胃、十二指肠穿孔的表现，但数分钟后腹痛缓解甚至消失。体检时患者仅上腹部压痛明显，其他部位无压痛，亦无明显肌紧张。这是因为棘球蚴囊液对腹膜的刺激性远比消化液要小。但如果是合并感染或胆瘘的囊肿破裂，则腹膜刺激征比较明显。故囊肿破入腹腔后腹膜炎可能有3种情况：① 胆汁性腹膜炎；② 化脓性腹膜炎；③ 单纯囊液性腹膜炎。手术摘除棘球蚴是主要的治疗方法。

通过这个病例，我们了解到血淀粉酶和脂肪酶均升高的急腹症不一定是急性胰腺炎等胰腺相关性疾病，对可疑非胰腺性疾病需要进一步检查明确诊断。腹部CT是查找急腹症病因的常用手段，而腹部B超可以作为一种补充，后者在异位妊娠、黄体酮破裂、肝癌结节破裂、肝包虫破裂等疾病的诊断方面更具有一定的优势。

病例点评

急腹症患者发现血淀粉酶和脂肪酶升高，很容易考虑急性胰腺炎的诊断，正如本例患者。但非急性胰腺炎典型的腹痛表现，且腹部 CT 未见胰腺肿大及明显渗出，使急性胰腺炎诊断存疑。由此疑点进一步探究患者腹痛的原因，结合患者所在地区的地方病发病特点，辅以 B 超检查，最终明确了该患者的诊断。因此，当我们遇到急腹症患者时需要仔细分析患者的病情特点，灵活应用各项辅助检查，不放过任何一个疑点，方能得出正确的诊断。

（吕汝西　焉　鹏）

参考文献

［1］金燕，周梅玲.61例肝包虫囊肿破裂的超声诊断［J］.宁夏医科大学学报，2013，35（11）：1291-1292.

［2］赵玉沛，陈孝平.外科学［M］.3版.北京：人民卫生出版社，2015：545-551.

［3］王瑞涛，李庆，梁欢，等.肝包虫囊肿破裂的相关因素分析及疗效评价［J］.中华肝脏外科手术学电子杂志，2017，6（6）：484-488.

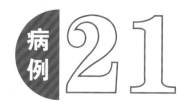

诊断曲折的胆管癌

病例特点

◎ 老年男性，慢性起病。

◎ 以皮肤巩膜黄染、尿黄为主要表现。

◎ 查体：皮肤黏膜及巩膜黄染。腹平软，剑突下轻压痛，肝区叩击痛阴性，Murphy征阴性，肠鸣音正常。心、肺听诊无明显阳性体征。

◎ 腹部CT及肝胆磁共振检查提示胆管肿瘤性占位，而PET-CT及ERCP镜下所见显示胆管狭窄。胆道刷检病理提示腺癌。最终诊断为胆管癌并梗阻性黄疸。

病例摘要

患者，男，64岁。因"尿黄20余天"入院。患者20余天前无明显诱因出现尿黄，伴巩膜及皮肤黄染，食欲缺乏，进食量较前减少约2/3，伴大便不成形，1次/日，偶有陶土样大便，无腹痛、腹胀，无发热、畏寒，无恶心、呕吐等，曾就诊于聊城市某医院行腹部增强CT提示"胆总管下段管壁增厚、管腔狭窄，考虑胆管癌，不除外炎性狭窄"，后至上级医院行PET-CT检查提示胆系扩张，未见异常密度影及FDG代谢。为求进一步诊治来我院，门诊以

"黄疸待查"收入院。

既往史：慢性十二指肠球炎、结肠炎1年余，近2个月出现大便不成形，1～2次/日，大便颜色无异常。糖尿病4年，平素口服降血糖药物"格列齐特"，平素血糖控制可。

个人史：少量吸烟及饮酒史20年，已戒烟酒1年余。

婚育史及家族史无特殊。

入院查体

T 36.3℃，P 86次/分，R 19次/分，BP 120/78mmHg。精神一般，皮肤黏膜及巩膜黄染，未触及肿大淋巴结，心、肺听诊无明显阳性体征。腹平软，剑突下轻压痛，无反跳痛，肝、脾肋下未触及，肝区叩击痛阴性，Murphy征阴性，无移动性浊音，肠鸣音可。双下肢无水肿。

实验室检查

肝、肾功能：ALT 239U/L，AST 117IU/L，GGT 764U/L，ALP 191U/L，钾3.01mmol/L，总胆红素169.0μmol/L，间接胆红素82.1μmol/L，直接胆红素86.9μmol/L，总蛋白58g/L。

胃肠道肿瘤标志物：CA19-9 588.8U/ml。

影像学检查

上腹部磁共振+MRCP（外院）：肝门区胆管至胆总管中上段狭窄、腹腔淋巴结肿大，考虑占位性病变，请结合临床，符合胆囊胆汁淤积性胆囊炎表现，腹腔少量积液。

PET-CT（上级医院）：① 胆系扩张，胆囊体积增大，其走形区未见异常密度影及异常FDG代谢，建议ERCP；② 腹腔干水平腹膜后多发肿大淋巴结，高FDG代谢，建议结合临床；③ 双侧颈部多发大小不等淋巴结，部分淋巴结略高FDG代谢，考虑淋巴结可能；④ 直肠及乙状结肠高FDG代谢，考虑系炎性所致；⑤ 前列腺增生。

治疗经过

入院后予以低脂饮食，复方甘草酸苷+多烯磷脂酰胆碱注射液两联静脉保肝，同时予以抗感染、维持水电解质平衡、保护胃肠道黏膜、促消化及适当营养支持等对症处理；完善相关检查，复测CA19-9 633.8U/ml；血液分析+CRP+红细胞沉降率、肝炎病毒筛查、血淀粉酶、AFP、球蛋白、血脂、出凝血机制、PCT、大小便常规、糖化血红蛋白及肌钙蛋白Ⅰ均未见明显异常。IgG4、抗核抗体+抗核抗体谱、肝抗原抗体谱、铜蓝蛋白均正常；抗中性粒细胞胞浆抗体测定pANCA、cANCP、PR3-ANCA、MPO-ANCA，以及抗肾小球基底膜抗体测定均阴性。

监测肝功能变化，提示转氨酶、胆红素指标进行性升高，见表21-1。

胃镜：① 食管裂孔疝；② 浅表性胃炎。

结肠镜：所见结肠黏膜未见明显异常。

全腹部增强CT：胆总管壁增厚，考虑肿瘤，腹膜后软组织增厚，胆囊炎，右肾囊肿，盆腔积液（图21-1）。

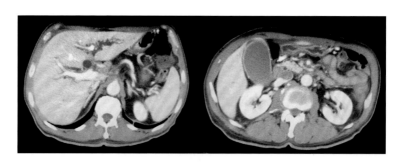

图21-1 患者腹部强化CT

ERCP检查：所见肝内胆管扩张，肝门部胆管、肝总管及胆总管上段狭窄，不显影，胆总管中段约1.0cm长度管径正常，胆总管末端不显影；沿胆道细胞刷检狭窄部位，导丝以10Fr扩张探条扩张胆管狭窄段，沿超选左肝导丝置入10cm×8.5Fr一体式胆道塑料支架，引流通畅，拟沿超选右胆管导丝置入鼻胆管，反复尝试鼻胆管无法通过狭窄段，镜下诊断：胆管狭窄原因待查（炎性狭窄？待病理）、完成ERC＋EST＋胆道刷检＋胆道探条扩张＋ERBD（图21-2，图21-3）。

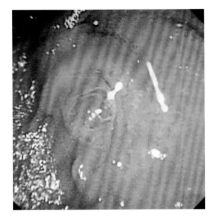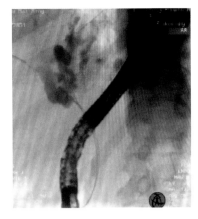

图21-2　ERCP术中胆管刷检

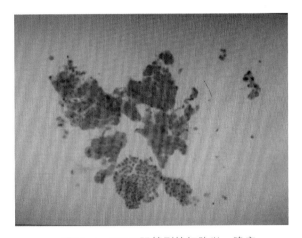

图21-3　ERCP胆管刷检细胞学：腺癌

最终诊断为胆管癌并梗阻性黄疸。行多学科MDT会诊，肝胆外考虑病变侵犯右肝管、包绕肠系膜上动脉，无根治性切除手术指征；放疗科认为目前患者无外科切除的可能，可考虑放、化疗。

患者后转放疗科行放疗（勾画靶区：GTV为肿瘤病变，CTV为病变局部外扩，剂量CTV46GY/23f，完成后缩野推量）+辅助化疗（单药替吉奥方案）。共行放疗4次、口服替吉奥2天，因恶心呕吐伴食欲明显下降，暂停放、化疗，患者及其家属放弃治疗，自动出院。

診 断

① 胆管癌（a. 腹膜后转移；b. 梗阻性黄疸）；② 胆囊炎；③ 低白蛋白血症；④ 电解质紊乱（a. 低钾血症；b. 低钠血症）；⑤ 食管裂孔疝；⑥ 慢性胃炎；⑦ 十二指肠炎；⑧ 慢性支气管炎；⑨ 2型糖尿病；⑩ 前列腺增生；⑪ 右肾囊肿。

病例解析

患者为老年男性，主诉尿黄、黄疸20天；结合肝功能结果，考虑梗阻性黄疸；患者无腹痛、发热、畏寒等细菌感染及胆系结石梗阻征象，可排除胆管结石导致梗阻性黄疸的可能，需进一步排除胆管疾病导致狭窄引起胆汁排泄障碍的可能。胆管狭窄常见病因为胆管肿瘤、炎性狭窄及原发性硬化性胆管炎。原发性硬化性胆管炎属于自身免疫性肝病的一种。临床上自身免疫性肝病主要包括自身免疫性肝炎（AIH）、原发性胆汁性肝硬化（PBC）和原发性硬化性胆管炎（PSC）及这三种疾病任何二者之间的重叠综合征；遗传易感性是自身免疫性肝病的主要因素，在此基础上病毒感染、药物和环境因素可能是促发因素；这些疾病的共同特点是在肝脏出现病理性炎症损伤的同时，血清中可发现与肝脏有关的自身抗体。原发性硬化性胆管炎是一种以胆管进行性炎症、纤维化和多发性狭窄为主要病理特征的慢性胆汁淤积性肝病，可累及肝内和肝外胆管；PSC的病程多呈慢性进行性，大部分患者逐渐出现胆汁淤积、胆管炎，最终演变为终末期肝病，其临床表现多样，60%～80%的PSC患者可并发炎症性肠病，约20%的患者可并发胆管癌；其诊断主要有三点：① 典型胆汁淤积的生化表现；② 胆管影像学检查显示多灶性狭窄和节段性扩张；③ 除外可引起硬化性胆管炎的继发因素，包括长期胆管梗阻、感染、IgG4相关性硬化性胆管炎等。实验室检查方面最常见的生化异常是ALP升高，60%的患者伴有IgG水平中度升高，PSC患者血清中可检测出多种自身抗体，包括中性粒细胞胞浆抗体、抗核抗体（ANA）、抗平滑肌抗体（SMA）等，一般为低滴度阳性，对PSC均诊断价值不大。国内外共识推荐，对于PSC确诊患者，建议行结肠镜并行活组织检查评估结肠炎情况；经肠镜或组织学诊断为结肠炎的患者，建议每年复查结肠镜；无结肠炎表现者，每3～5年行1次结肠镜检查。分析该患者原发性硬化性胆管炎的诊断。支持点为：① 非高龄，以黄疸、尿黄为主，无腹痛、发热及明显体重下降等恶性消耗征象；② 行PET-CT检查未见胆系扩张，其走行区未见异常密度影及异常FDG代谢，不支持恶性疾病诊断；③ 近2个月出现大便不成形，可能合并存在炎症性肠病。不支持点为：① 患者病程较短，大便不成形、黄疸及尿黄仅近2个月时间，不符合原发性硬化性胆管炎慢性迁移性病程特点；② 影像学检查见胆系扩张和狭窄，以肝外胆管明显，胆总管下端壁厚为主，而原发性硬化性胆管炎特征性病变为肝内胆管"枯树枝样"或"串珠样"改变，肝内外胆管同时受累的比例仅占10%左右；③ 该患者自身抗体、免疫指标、病毒指标均正常；④ CA199明显升高，多见于胰腺、胆管肿瘤性疾病，当然严重的胆胰周围炎症也可造成升高，多可随着炎症缓解而降低；⑤ 患者完善结肠镜检查未见炎症性肠病表现，所见肠黏膜无明显异常。综上考虑为恶性胆管癌的可能性大。患者完善ERCP胆管细胞刷检术，刷检结果提示腺癌，最终诊断为胆管癌。

肝外胆管癌（extrahepatic cholangiocarcinoma）是指原发于肝门区左、右肝管至胰段胆总管末端的恶性肿瘤，不包括肝内胆管细胞癌、胆囊癌及壶腹癌。临床上肝外胆管癌分为上、中、下三段，胆囊管与肝总管汇合处以上为上段胆管，从肝总管下端包括胆囊管、胆总管、胆总管汇合部至胰腺上缘间胆管为中段胆管；胰腺上缘以下胰段胆管为下段胆管。从病理上分为结节型、乳头型、浸润型。肝外胆管癌的具体病因不详，可能与原发性硬化性胆管炎（PSC）、慢性溃疡性结肠炎、胆结石、先天性肝脏纤维化或多囊性疾病、肝内胆管囊肿、胆总管囊肿致胆管癌的发病率增加相关；临床表现上，黄疸是肝外胆管癌的常见症状，出现黄疸多属晚期，常失去手术时机。此外可出现不同程度的乏力、食欲缺乏、上腹部饱胀感等。胆道系统的酶学检查对胆管癌诊断有一定意义，ALP和GGT升高，后者更为敏感，但需要排除其他病因导致的胆系酶学升高，血清肿瘤标志物CA199在胰腺、胆道、肝及食管、胃肠等部位恶变时，其浓度升高，特别在胰腺癌、胆管癌中阳性检出率最高，55%~90%的胆管癌和74%的胆囊癌患者CA199值明显升高，故对于CA199值升高患者要重视此指标的提示意义。本例患者影像学诊断不甚明确，但CA199升高明显，应高度怀疑恶性肿瘤。血清学检查ALP、GGT联合CA199检测对胆管癌的诊断有很大意义。影像学检查有B超、CT、MRCP及ERCP等，MRCP是无创性胆道影像学检查技术，能充分显示胰胆管的解剖形态，对病变范围、梗阻远近端的形态和梗阻端的形态均可较好地显示，有助于确认胆道梗阻的存在及部位，并可以显示胆管占位、形态及与毗邻器官的关系等，提高对肝外胆管癌诊断的准确率。ERCP不仅借助造影显示胰胆管的病变和胆管癌近端的X线表现，还能直视乳头病变并治疗，同时可进行细胞刷检、活检、胆胰液分析，定性准确率高于CT，主要表现为胆管远端不完全梗阻，梗阻近端扩张，肝内胆管扩张迂曲呈不规则状或软藤状，完全阻塞者阻塞处呈突然截断，部分患者可呈不规则状，但要注意其刷检阳性率低。PTCD属于创伤性检查，在确定胆管完全性阻塞时其诊断正确率可达100%。IDUS可显示胆管壁的结构层次，胆管腔有无占位，对胆管癌的诊断也具有重要价值。

关于肝外胆管癌的治疗，外科手术切除是获得长期生存的唯一治疗措施，根据肿瘤分型与累及范围对患者采取相应的根治术式，对不能切除的胆管癌应尽可能内、外引流减黄以延长患者的生存期，胆道引流能有效改善肝功能，姑息性胆道引流术仍然是经手术无法根治性切除的肝门部胆管癌手术治疗的重要组成部分，内引流术可以减少长期带管及胆汁流失、胆道感染等并发症，提高患者的生活质量。针对该患者，因肿瘤病变侵犯右肝管、包绕肠系膜上动脉，无根治性切除手术，予以ERCP放置胆管支架完成内引流，后期患者至肿瘤放疗科行放、化疗。

值得注意的是，PET为正电子发射断层成像，可以提供功能和代谢等分子信息，CT是计算机断层成像，可提供精细的解剖和病理信息，PET-CT就是将二者完美结合，使两种成像技术优势互补，能对肿瘤进行早期诊断，鉴别肿瘤有无复发，对肿瘤进行分期和再分期，寻找肿瘤原发灶和转移灶，指导肿瘤治疗方案的选择。本例行PET-CT提示未见FDG代谢，未提示恶性肿瘤征象。具有较强的迷惑性。但患者肿瘤标志物CA199明显升高，高度提示肿瘤的可能，磁共振检查结果同样提示肿瘤的可能性大，进一步行ERCP检查发现胆管狭窄，细胞刷检明确腺癌，患者最终诊断胆管癌明确。

针对该病例，我们还应意识到，仔细询问病史、全面而有针对性地完善检查、临床知识的储备均是准确诊断疾病的要素。

病例点评

临床上胆管狭窄的诊断存在一定难度；针对肝外胆管癌的诊断要依据患者临床表现，出现黄疸等临床可疑症状，行实验室检查发现胆系酶值升高、肿瘤标志物异常，再结合影像学检查，综合分析各项结果的准确性和有效性。不能因一项检查结果有疑问就否定所有。如果有条件能获得准确病理检查结果可最终明确诊断。

（郭欣欣　马清珠）

参考文献

［1］中华医学会肝病学分会，中华医学会消化病学分会，中华医学会感染病学分会.原发性硬化性胆管炎诊断和治疗专家共识（2015）［J］.中华肝脏病杂志，2016，24（1）：14-22.

［2］Aabakken L，Karlsen TH，Albert J，et al. Role of endoscopy in primary sclerosing cholangitis：European Society of Gastrointestinal Endoscopy（ESGE）and European Association for the Study of the Liver（EASL）clinical guideline［J］. Endoscopy，2017，49（6）：588-608.

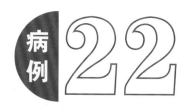

胰胆合流异常

病例特点

◎ 中年女性，急性起病。

◎ 以反复腹痛为主要临床表现。

◎ 查体：神志清，精神欠佳，皮肤黏膜及巩膜未见黄染，心、肺无明显阳性体征，腹软，上腹压痛，肝区叩痛。

◎ 内科保守治疗效果欠佳，ERCP确诊后行外科手术治疗。

病例摘要

患者，女，54岁。因"上腹痛5天"于2020年8月25日入院。患者5天前出现腹痛，以剑突下为主，阵发性隐痛，与进食无关，发作时疼痛剧烈，抱膝位能稍微缓解，无肩背部放射性疼痛。无尿黄、发热，无胸闷、胸痛。曾就诊于青岛某中医院，完善肝功能、腹部CT及血常规检查，考虑胆系扩张并感染，为进一步诊治，今来我院，以"腹痛待查"收入我科。

既往史：既往20年前有阑尾切除史，10年前、5年前有急性胰腺炎病史，病因不明。

个人史、婚育史、家族史无特殊。

入院查体

T 36.4℃，P 80次/分，R 20次/分，BP 110/60mmHg。生命体征平稳，心、肺听诊无明显异常，腹软，上腹压痛，无反跳痛，肝、脾肋下未触及，肝区轻叩痛，Murphy征阴性，肠鸣音4次/分。双下肢无水肿。

实验室检查

血常规、肝肾功能、血淀粉酶、胃肠道肿瘤标志物、病毒筛查结果均正常。

影像学检查

胃镜提示：浅表性胃炎。

MRCP：胆总管下段狭窄，以上胆管扩张（图22-1）。

ERCP：胰胆管合流异常（B-P型）（图22-2）。

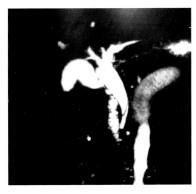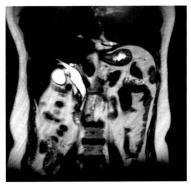

图22-1　MRCP 示胆总管下段狭窄，以上胆管扩张

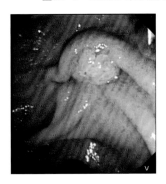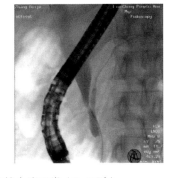

图22-2　ERCP 示胰胆管合流异常（B-P型）

诊 断

① 胰胆管合流异常（B-P型）；② 先天性胆总管囊肿。

治疗经过

禁饮食、抑酸内科保守治疗，行ERCP胆道支架及胰管支架置入术，3个月后行胆囊切除术＋胆总管囊肿切除术＋胆肠R-Y吻合术。

病例解析

该患者此次主因急性腹痛入院，腹痛部位主要为上腹部，无明显诱因，且肝功能、血常规结果均正常。腹痛原因考虑是胃肠道疾病还是胆胰系统疾病，根据患者疼痛特点无法得到提示。腹部CT提示胆总管扩张，但是肝功能正常，无胆道梗阻生化学表现。所以先行胃镜检查提示浅表性胃炎，再结合患者既往两次胰腺炎病史，进一步完善MRCP示胆总管明显扩张。此次腹痛还是考虑与胆总管扩张有关。患者既往胰腺炎病因是什么？缺乏胰腺炎发作时的影像学资料，无法判断。根据病史，患者发病时均无饮酒史，发病前均无暴饮暴食史，无口服药物及外伤史。患者血脂正常，且无胆系结石影像学表现，可排除胰腺炎的常见病因，此次MRCP提示胆总管扩张，下段狭窄，胰管无扩张。胰腺炎是否与胆总管下段狭窄有关？是否存在胆总管末端的微小结石？带着疑问，我们进一步行ERCP检查发现胰胆管合流异常，胆总管异常汇入胰管，导致胆总管扩张。可解释患者胰腺炎的病因，因存在胰胆合流异常，当胆管内压高于胰管内压时，胆汁逆流入胰管，胰管内压增高，损害胰小管和腺泡，使胰液渗入腺实质，激活胰酶，胰酶又可激活弹性蛋白酶及磷脂酶A2等，引发胰腺炎，也可解释患者的腹痛原因。

通过ERCP放置胰管支架与胆管支架畅通了胆道及胰管，暂时缓解了患者的腹痛症状。对于合并胆总管扩张的胰胆合流患者，临床认为胆管囊肿是癌前病变。完全切除扩张的胆管、关闭远侧胆总管残端、肝管空肠Rouxen—Y吻合的胆胰管分流术式已成为治疗先天性胆管囊肿的标准术式。根据治疗原则，3个月后患者在肝胆外科进行了胆囊切除术＋胆总管囊肿切除术＋胆肠R-Y吻合手术。

通过分析该病例，可以加深我们对胰腺炎病因分析的认识，常见有胆源性、酒精性、药物性、外伤性、暴饮暴食等因素。合并胆总管扩张的胰腺炎多合并胰胆管合流异常。胰胆合流异常的常见并发症有继发先天性胆管扩张，急、慢性胰腺炎，胰管结石，胆道感染，胆石症，胆道癌变等。一旦确诊胆胰合流异常，因其并发胆道癌变的概率大大增加，往往需要手术治疗。ERCP能够起到明确诊断（合流异常，胆胰管结石、狭窄、癌变）、通畅胰胆管引流、缓解临床症状，提供手术时机及制订外科治疗方案的作用。

病例点评

1991年日本胰胆管合流异常研究会指出，PBM是指解剖上胰管与胆管在十二指肠壁外合流，功能上由于胰液与胆汁相互混合及逆流入胆管，导致胆道及胰腺的各种病理变化。成人共同通道长度>15mm、小儿>5mm，即可诊断为胰胆管合流异常。另外，括约肌收缩段位于胰胆管汇合部远侧及胆汁内淀粉酶增高也是确定胰胆管合流异常的重要指标。目前胰胆管合流异常的诊断多依靠ERCP、经皮经肝胆造影术（PTC）、CT、磁共振胆管造影术（MRCP）、胆道造影、超声内镜和病理检查，ERCP是诊断"金标准"。其并发症有继发先天性胆管扩张，急、慢性胰腺炎，胰管结石，胆道感染，胆石症，胆道癌变等。一经确诊，多需要外科手术治疗。

（张化岭　马清珠）

参考文献

［1］Matsumoto Y，Fujii H，Itakura J，et al. Pancreaticobiliary maljunction：etiologic concepts based on radiologic aspects［J］. Gastrointest Endosc，2001，53（6）：614-619.

［2］李索林，张道荣，时保军，等.先天性胆管囊状和柱状扩张的胆胰管合流异常［J］.中华外科杂志，2000，38（5）：349-351.

［3］胡冰，周岱云，吴萍，等.先天性胆胰管合流异常与胆囊癌的关联［J］.中华消化内镜杂志，2004，21（4）：225-228.

［4］Nomura T，Shirai Y，SandohN，et al. Cholangiographic criteria for anomalous union of the pancreatic and biliary ducts［J］. Gastrointest Endosc，2002，55（2）：204-208.

颅咽管瘤术后急性重型胰腺炎

病例特点

◎ 青年男性，急性起病。

◎ 持续性上腹痛为主。

◎ 查体：青年男性，身高152cm，体重54kg，未见明显第二性征发育，心率110次/分，心律齐，肺部查体无异常，腹部膨隆，全腹压痛，以上腹部为主，叩诊呈鼓音，腹部听诊无肠鸣音。

◎ 常规给予禁饮食，并给予持续胃肠减压，引流物初为胃内容物，后为胆汁，给予每日灌肠两次，并给予液体复苏，每日入量5 000ml，出量2 500ml左右。并给予醋酸奥曲肽抑制胰液分泌。

病例摘要

患者，男，29岁。因"持续性上腹痛10小时"于2017年10月3日入院。

既往史：既往无肝炎病史，24年前因视物不清查体发现"颅咽管瘤"行手术及γ刀治疗，术后未定期复查，9年前再次出现视物不清，CT检查时再次发现"颅咽管瘤"，再行手术治疗。

个人史、婚育史：未婚未育。家族史无特殊。

入院查体

青年男性，神志清，精神差，急性面容，身高152cm，体重54kg，未见明显第二性征发育，面容如孩童，眼球突出，甲状腺无突出，心率110次/分，心律齐，肺部查体无异常，腹部膨隆，全腹压痛，以上腹部为主，叩诊呈鼓音，腹部听诊无肠鸣音。

实验室检查

血液分析提示：白细胞计数17.31×10^9/L。

生化全项提示：血淀粉酶124IU/L，总胆固醇4.22mmol/L，三酰甘油1.63mmol/L，血钙1.65mmol/L，血钠134.1mmol/L。

影像学检查

腹部CT：腺周围大量液性渗出，符合急性胰腺炎。

> ### 诊 断
>
> 急性胰腺炎。

治疗经过

治疗期间，给予禁饮食、胃肠检验、灌肠、补液、抗感染、抑制胰液分泌治疗1周后，患者仍有明显腹胀、腹痛，无自主排气、排便，并多次出现发热，行血培养未见异常。治疗1周后，考虑患者多日未进食，目前仍无肠鸣音，暂不适合行肠内营养，建议给予肠外营养，行锁骨下静脉置管输注卡文营养支持。2017年10月11日复查CT提示急性胰腺炎有明显进展，调整抗生素，后患者仍间断发热，最高体温39℃。2017年10月12日患者出现恶心、呕吐，呕吐物为白色黏液，电解质检查提示血钠117mmol/L，补充浓钠后患者上述症状仍反复发生，复查电解质提示血钠111mmol/L。结合患者病史，考虑患者的低钠与既往行颅咽管瘤手术有关，检查内分泌六项、甲状腺功能、醛固酮、尿渗透压、血渗透压，结果提示患者FT_3、FT_4降低，TSH正常，睾酮0.01ng/ml，生长激素0.04ng/ml。8AM皮质醇26.09ng/ml，4PM皮质醇65.33ng/ml。立位醛固酮167.37pg/ml，卧位醛固酮196.92pg/ml。给予氢化可的松、雄激素后患者未再呕吐，复查CT提示胰腺周围明显减少，血钠正常，症状较前好转出院。

病例解析

咽管瘤，是由颅咽管残余上皮生长的肿瘤。肿瘤位于脑垂体蒂部，向上生长达鞍膈以上，压迫视神经及视交叉，向后突入第三脑室，压迫丘脑下部，向下侵入蝶鞍内，并可破坏鞍底进入蝶窦。本病好发于儿童。肿瘤生长缓慢，病程较长。主要表现有内分泌症状、视觉症状和颅内压增高。因垂体及下丘脑受压，约2/3患者表现有垂体功能低下，有生长发育障碍、侏儒、尿崩症、肥胖、嗜睡和精神障碍等。部分患者产生视力障碍、颞侧偏盲。当肿瘤增大到一定程度阻塞室间孔时，则产生颅内高压症状。约80%的颅咽管瘤术后有垂体功能低下（即激素水平低），恢复非常困难。需要在医师指导下进行内分泌激素的补充治疗。该患者出现的急性胰腺炎考虑与患者暴饮暴食有关，但患者在住院期间发生的胰腺炎加重考虑与颅咽管瘤手术后的内分泌水平降低有关，与下丘脑-垂体-肾上腺内分泌轴有重要关系。

内分泌系统是由内分泌腺和分布于其他器官的内分泌细胞组成，其中器官主要包括下丘脑、松果体、垂体、甲状腺、甲状旁腺、肾上腺、胰岛组成。在正常情况下内分泌系统使机体处于内环境稳定状态。当发生急性胰腺炎时内分泌系统会发生一系列变化。

1. 急性胰腺炎时下丘脑-垂体的变化　垂体是人体主要的内分泌系统，垂体细胞接收下丘脑细胞的支配，分泌相关促激素以调节机体。Hodson等指出垂体组织结构和功能的联系，Shimosegawa等指出，在铃蟾素引起的急性胰腺炎模型中，下丘脑通过释放促肾上腺皮质激素作用于垂体，再作用于肾上腺，大鼠反应性分泌皮质酮可以减轻急性胰腺炎的炎症反应。Ceranowicz

等将大鼠的垂体摘除，继续使用铃蟾素引起的急性胰腺炎模型，与垂体完好的胰腺炎模型对比，结果显示垂体完好的大鼠急性胰腺炎病情程度较垂体摘除的大鼠明显较轻。另有学者发现，急性胰腺炎时，垂体分泌的促甲状腺激素与正常对照组比较有明显的较少，邓文宏等认为急性胰腺炎时产生的细胞因子通过直接和间接作用使血液中的促甲状腺素减少。

陈波等还报道过1例因腺垂体功能减退而引起的急性胰腺炎。从上述情况可以看出，下丘脑-垂体系统参与了急性胰腺炎的发病过程，对于蛙皮素引起的轻型胰腺炎模型，下丘脑-垂体系统迅速激活，使急性胰腺炎的炎症反应明显降低，使得机体能够趋利避害。因此，当同样患有急性胰腺炎时，下丘脑或垂体中的一者受损均可以导致急性胰腺炎患者的炎症反应加重。

2. 甲状腺对急性胰腺炎的影响　甲状腺是人体最大的内分泌器官，甲状腺的主要功能是产生三碘甲状腺原氨酸、甲状腺素和降钙素。目前甲状腺素对于急性胰腺炎的作用研究较少。国外学者目前也仅限于研究急性胰腺炎患者的甲状腺素与急性胰腺炎的关系。研究发现，如同血钙，急性胰腺炎患者的FT_3、FT_4越低，病情越严重。因此，国外学者将FT_3、FT_4作为评估急性胰腺炎病情的指标。

袁又能等进行的动物实验发现，在急性胰腺炎模型中，胰腺自身的损伤逐渐加重，T_3、FT_3、T_4、FT_4随着时间延长而明显降低。邓文宏等通过甲状腺滤泡电镜超微结构观察发现：急性胰腺炎时甲状腺滤泡细胞核膜凹陷，微绒毛减少，粗面内质网脱粒，高尔基体、线粒体肿胀，间质纤维增生。急性胰腺炎发生时导致甲状腺素分泌减少可能是因为肝脏受损严重，肝细胞变性坏死抑制了肝脏5'-脱碘酶的活性，抑制了T_4向T_3的转化所致。

目前，急性胰腺炎损伤甲状腺以作为一个重要的临床问题被广大学者所认识，但目前发病机制尚不明确。一些学者认为可能与急性胰腺炎并发的甲状腺损伤有关，如介质激活/氧化应激等。结合本病例，患者出现FT_3、FT_4的降低，符合上述假说。加用激素后患者的胰腺炎明显好转，FT_3、FT_4升高。因此可以认为，FT_3、FT_4如同血钙一样，其降低是评估胰腺炎轻重的重要依据。

3. 急性胰腺炎时肾上腺的变化 当机体处于炎症或休克等应激状态时，肾上腺作为重要的应激器官，通过肾上腺素的分泌来使内环境处于稳定状态。若应激造成的损伤过大，超过肾上腺素的维持水平，则会造成机体内环境紊乱，同时造成肾上腺的损伤。当肾上腺受损时，必定引起机体内环境紊乱。因此在急性胰腺炎时，如肾上腺功能不全，会造成机体应激能力下降，导致急性胰腺炎，使炎症反应加重。

Motallebzadeh等报道了1例外伤引起的急性胰腺炎患者的肾上腺CT图像改变，外伤时CT表现为胰腺肿胀和右肾上腺肿大，2周后复查CT示右侧肾上腺持续肿大，左侧肾上腺肿大更加严重。5个月后复查CT提示双侧肾上腺缩小。临床有报道指出，急性胰腺炎时可以使左侧肾上腺受累，考虑与严重程度及急性胰腺炎预后相关。Yu等研究表明，在急性胰腺炎的动物模型中，反映肾上腺皮质功能的血清皮质醇水平先升高后下降，反映了初期胰腺炎时应激引起分泌增加，后期皮质功能下降与肾上腺功能耗竭有关。同时，在急性胰腺炎时，垂体的促肾上腺激素分泌降低，肾上腺皮质激素释放激素使肾上腺素作用受损，可能进一步造成肾上腺的损伤。Kimura等报道了肾上腺组织在铃蟾素引起的胰腺炎中的作用，切除双侧肾上腺后提示大鼠的胰岛细胞明显凋亡。但给予肾上腺素后胰岛细胞的凋亡指数明显下降。这说明，肾上腺皮质激素在急性胰腺炎时对胰腺滤泡有保护作用。这也提示我们，在急性胰腺炎发生肾上腺功能不全时，会使胰岛细胞失去肾上腺素的保护作用，导致胰岛细胞凋亡速度加快，使胰腺炎病情加重。

病|例|点|评

结合该患者情况，患者因在6岁和21岁时两次发现颅咽管瘤而行手术治疗，导致垂体功能异常，引起内分泌功能降低，但长期未服用激素治疗，导致患者下丘脑-垂体-肾上腺周分泌明显降低，并引起甲状腺功能异常。当发生急性胰腺炎时，该患者的应激能力及激素水平均低于无颅咽管瘤手术的患者，导致该患者的胰腺炎明显重于其他患者。当给予激素治疗后，该患者胰腺炎明显好转。2008年北京友谊医院曾报道1例女性患者，因行垂体瘤手术，3个月内反复无明显诱因出现胰腺炎，后给予雌二醇治疗后，追踪半年均为再发胰腺炎。该女性患者与本例患者相同，均有垂体受损导致内分泌降低的问题，给予激素治疗后胰腺炎症状明显好转。该患者已好转出院，将继续追踪其预后情况及是否再发。

截至目前，国内外对于胰腺炎与内分泌轴的相关性尚无临床试验报道。但急性胰腺炎会引起内分泌系统分泌发生变化显而易见，而内分泌系统的激素分泌减少将导致胰腺炎病情加重，应引起所有临床医师的关注，还需要大量临床数据予以支持并寻求更好的预防及治疗方案。

（李超斌　郎翠翠）

参 考 文 献

［1］王光宪，邓小琴，文利，等.胰腺转移瘤的临床及CT表现［J］.中华胰腺病杂志，2013，13（1）：5-8.

［2］李淑德，许国铭.急性胰腺炎.现代消化病学［M］.北京：人民军医出版社，1999：1206-1213.

病例 24

急性胰腺炎并广泛门静脉系统血栓形成

病例特点

◎ 中年女性，急性起病。

◎ 以腹痛、血淀粉酶升高、门静脉血栓形成为主要临床表现。

◎ 查体：痛苦貌，肥胖体形，腹部膨隆，上腹部腹肌略紧，中上腹部轻压痛，反跳痛阳性，肠鸣音弱。四肢皮温偏低，双下肢无水肿。

◎ 腹部强化CT提示急性坏死性胰腺炎；门静脉、肠系膜上静脉、脾静脉受累、血栓形成。

◎ 治疗：应用低分子肝素钙治疗后血栓消失。

病例摘要

患者，女，42岁。因"腹痛7小时"于2020年2月29日入院。患者7小时前进食油腻食物后出现腹痛，以中上腹部为主，为持续性隐痛，程度剧烈，伴腰背部放射痛，伴大汗淋漓，深呼吸后加重，伴恶心、呕吐，呕吐物为胃内容物，伴腹胀、心慌、口渴感，伴胸闷、憋气，伴尿少，有少量排便，无发热，遂至我院急诊就诊。完善腹部CT提示急性胰腺炎，血淀粉酶1 300U/L，急诊给予止痛治疗后遂以"急性胰腺炎"收入我科病房。

既往史：慢性贫血病史5年，未行特殊诊疗。

个人史、婚育史、家族史无特殊。

入院查体

T 36.6℃，P 68次/分，R 17次/分，BP 121/67mmHg。随机血糖12.1mmol/L。神志清，精神差，痛苦貌，肥胖体型，双肺呼吸音粗，未闻及明显干、湿啰音。心律齐，未闻及病理性杂音及心包摩擦音。腹部膨隆，未见胃肠型及蠕动波，上腹部腹肌略紧，中上腹部轻压痛，反跳痛阳性，肝、脾肋下未触及，肝、肾区无叩痛，Murphy征阴性，肠鸣音弱。四肢皮温偏低，双下肢无明显水肿，未见皮疹、出血点，病理征阴性。

实验室检查

血液分析+CRP：血细胞比容0.53，血红蛋白117g/L（低灌注纠正后57g/L，小细胞低色素性贫血，输注红细胞悬液4U后上升至89g/L），中性粒细胞比率50.5%～85.8%，血小板计数（176～210）×10^9/L，红细胞计数（3.14～3.71）×10^{12}/L，白细胞计数（4.41～20.30）×10^9/L，CRP>200.00mg/L。

降钙素原（PCT）：0.03ng/ml。

血气分析：pH 7.61，PCO_2 15mmHg，PO_2 124mmHg，K^+ 3.3mmol/L，Na^+ 140mmol/L，HCO_3^- 15.1mmol/L，SpO_2 98.6%，Glu 4.7mmol/L，Lac 4.7mmol/L。

出凝血机制：抗凝血酶59.0%、D-二聚体5.17mg/L、纤维蛋白原降解产物15.00mg/L、凝血酶原时间16.9秒、凝血酶原时间活动度55.0%、国际标准化比率1.44、凝血酶时间16.8秒。

肝肾功能、血脂、胃肠道肿瘤标志物、尿便常规等指标大致正常。

影像学检查

腹部强化CT：符合急性坏死性胰腺炎；门静脉、肠系膜上静脉、脾静脉受累，血栓形成。双侧胸膜腔积液、左下肺膨胀不全（图24-1）。

胃镜检查提示浅表性胃炎，肠镜未见明显异常。

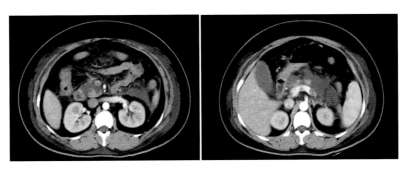

图24-1　CT示肠系膜上静脉、门静脉、脾静脉血栓形成

诊 断

按急性胰腺炎的诊断标准，患者符合急性重症胰腺炎合并广泛门静脉系统血栓形成（PVT）的诊断。

治疗经过

患者入院后监测指标提示全身炎症反应较重，给予积极液体复苏、头孢哌酮舒巴坦联合替硝唑抗感染、抑制胰腺分泌、改善胰腺循环等治疗，患者腹痛减轻，心率、呼吸稳定，肠鸣音正常，入院后3天复查血常规提示重度贫血，为小细胞低色素性，考虑与患者慢性贫血及月经期有关。为排除消化道失血，于住院5天左右行胃肠镜检查未见明显异常。同时复查血常规提示白细胞计数较前升高，CRP下降，出凝血机制提示：D-二聚体5.17mg/L、纤维蛋白原降解产物15.00mg/L；腹部强化CT提示胰腺大量渗出坏死，门静脉、肠系膜上静脉、脾静脉受累，血栓形成，加用低分子肝素钙抗凝及罂粟碱改善循环治疗12天后复查腹部CT提示血栓消失。患者入院第9天出现发热，体温38.0℃左右，复查血常规提示白细胞计数明显升高，CRP较前升高，考虑感染加重，换用亚胺培南西司他丁钠抗感染治疗8天后炎症指标恢复正常，好转出院。

在积极液体复苏、抗感染、抑制胰腺分泌、改善胰腺循环、纠正贫血等治疗的基础上，加用低分子肝素抗凝治疗，患者症状缓解，复查CT血栓消失。

病例解析

该患者诊断比较明确，在治疗方面主要存在两个方面问题：广泛门静脉系统血栓形成及胰腺坏死感染。

1. 广泛门静脉系统血栓形成（portal vein system thrombosis，PVT）　广泛PVT是指门静脉、脾静脉、肠系膜上静脉、肠系膜下静脉中有2条或2条以上血管血栓形成，造成管腔的完全或部分阻塞，在胰腺炎并发症中相对少见。AP合并内脏静脉血栓最常累及脾静脉，其次为门静脉，肠系膜上静脉最少见，中重度胰腺炎易并发血栓形成。AP易累及门静脉系统及其分支与胰腺和门静脉系统的解剖学关系有关，门静脉是1条短而粗的静脉干，大多由脾静脉与肠系膜上静脉汇合而成，而脾静脉紧密毗邻胰体尾部，外源性压迫（肿大的胰腺实质、坏死包裹、假性囊肿等）及炎症浸润导致血管损伤（如管壁增厚、血管内膜受损、血管痉挛、管腔狭窄）等因素可引起脾静脉栓塞，从而造成门静脉系统血流动力学发生改变，进而影响到门静脉；此外，炎症介质水平升高激活凝血系统及破坏的胰腺组织因子暴露于血液引发凝血级联反应均可导致血栓形成。AP合并静脉血栓最常见的症状为急性血栓形成引发的腹痛及门静脉高压引起的消化道出血、脾大、脾功能亢进等，该患者影像学提示3支血管血栓形成，但因时间短，治疗及时，临床症状不典型。关于治疗，单发脾静脉血栓因为再通率高，指南不推荐积极的抗凝治疗，但如果血栓累及肠系膜静脉并有肠缺血的表现，需积极抗凝治疗，常用药物有华法林、低分子肝素、新型抗凝血药物等，抗凝时间一般控制在3～6个月。本例患者虽无明显症状，但因其脾静脉、门静脉、肠系膜上静脉均受累及，如不能再通或继续加重则后果严重，故发现早期即开始应用低分子肝素钙抗凝治疗，短时间内血栓消失，效果显著。

2. 胰腺坏死感染　该患者病程早期出现急性液体积聚、坏死物质聚集等局部并发症，经积极抗感染治疗后包裹性坏死、假性囊肿形成。入院3天患者腹痛缓解，后续治疗过程中未再出现腹痛，但间断有腹胀，入院第9天出现发热，伴随炎症指标明显升高，此时并无腹痛、腰背疼痛等表现，也无呼吸道、泌尿道、胃肠道等常见部位感染的表现，血培养未见明显致病菌，仍考虑胰腺感染，胰腺感染常见致病菌为革兰阴性菌和厌氧菌等肠道常驻菌，抗生素应用遵循降阶梯策略。患者腹部CT虽提示胰腺渗出坏死严重，但未见明显的气泡征及腹腔内高压表现，经与外科医师商议后决定暂不行手术及内镜干预，遂应用亚胺培南西司他丁钠抗感染，患者未再出现发热，炎症指标逐渐恢复正常，共住院19天。

该患者出院后继续口服抗凝血药物3个月，复查CT未见门静脉系统血栓、假性囊肿形成，建议超声内镜引导下引流，患者拒绝。

通过分析该病例，可以加深我们对急性胰腺炎相关并发症的充分认识，提高诊断水平，并掌握规范的治疗原则，把握治疗时机，提高救治成功率，减少并发症的发生。

病例点评

急性胰腺炎是消化系统常见病，SAP患者病死率较高，应以去除诱因、控制病情、抢救生命为首要原则，及早进行系统病情评估，采取综合治疗措施稳定患者的生命体征，SAP合并PVT后期危害大、治疗难度高，早期的有效预防、及时进行干预治疗是减轻PVT危害的有效手段。本例患者PVT发现，肝素可以改善胰腺微循环及预防性抗凝以降低血栓并发症风险。对于明确诊断为门静脉、脾静脉血栓的SAP患者，及时给予治疗性抗凝，可促进血栓溶解和血管再通，提高患者的生活质量。

对胰腺炎并发PVT的患者，我国胰腺炎诊治指南推荐抗凝治疗至少3个月，首选低分子量肝素快速抗凝，待症状稳定后转变为口服抗凝剂，不推荐手术治疗。对于有不能纠正的促凝因素和（或）肠系膜静脉血栓形成，排除抗凝禁忌证后需长期抗凝治疗。急性血栓经6个月的抗凝治疗后血栓的完全再通率为50%，部分再通率为40%，脾切除和肠系膜上静脉血栓抗凝治疗的再通率较高。因此，对于胰腺炎患者应仔细行门静脉系统检查，若有门静脉系统血栓形成，及时给予抗凝治疗效果较好，防止后期慢性血栓形成和门静脉高压等并发症的发生。

（曹玉宁 马清珠）

参考文献

［1］中华医学会消化病学分会胰腺疾病学组，中华胰腺病杂志编辑委员会，中华消化杂志编辑委员会.中国急性胰腺炎诊治指南（2019年，沈阳）［J］.中华消化杂志，2019，39（11）：721-730.

［2］中华医学会消化病学分会胰腺疾病学组.胰腺炎相关内脏静脉诊治专家指导意见（2020年，沈阳）［J］.中华消化杂志，2020，40（10）：664-668.

［3］赵玉沛，李晓斌，李宏为，等.胰源性门静脉高压症诊治规范（草案）［J］.中华普通外科杂志，2013，28（3）：405-406.

［4］田时静，周发春.低分子肝素治疗重症急性胰腺炎研究进展［J］.重庆医学，2014，43（5）：625-627.

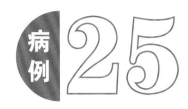

重症急性胰腺炎合并胰性脑病、胰腺假性囊肿

病例特点

◎ 中年男性，多次急性胰腺炎反复发作病史。

◎ 最初发病以上腹痛为主要临床表现，第二次胰腺炎发病病程中出现意识障碍、嗜睡，醒后对答反应迟钝，考虑急性胰腺炎并发胰性脑病；经降颅内压等综合治疗后病情好转出院。出院半年后，患者偶有上腹痛发作，多于饮酒后发生，复查B超及CT提示胰腺囊肿形成。

◎ 胰腺炎并发胰性脑病后入院查体：精神萎靡，嗜睡，无颈强直，腹部膨隆，腹肌稍紧，上腹压痛明显，无反跳痛，肝、脾肋下未触及，肝肾区无叩痛，肠鸣音4次/分。双侧Babinski征阴性，双侧Chaddock征阴性，脑膜刺激征阴性。

◎ 后期形成胰腺假性囊肿，行超声内镜引导下胰腺囊肿胃内引流术，随诊至今，患者一般情况良好，未再有胰腺炎发作。

病例摘要

患者，男，48岁。因"反复上腹痛发作2年余，再发3天，加重1天"入院。患者2年余前饮酒及进食油腻食物后出现上腹痛，于2012年10月6日首次在我科住院治疗，诊断为急性胰腺炎，给予抑酸、抗感染、抑制胰酶分泌、灌肠等治疗后好转出院。后患者饮酒后再发上腹痛3天，加重1天，伴腹胀、尿量减少，于2014年6月10日第2次入院，急诊查血淀粉酶713IU/L，血常规示白细胞、中性粒细胞计数升高，以"急性胰腺炎"收入我科。患者入院后第2天出现嗜睡状态，可唤醒，醒后反应迟钝，考虑患者存在急性胰腺炎（重型）并胰性脑病，经给予抑酸、抑制胰酶分泌、改善微循环、降颅内压等治疗，入院第3天患者精神较前稍有好转，但仍有反应迟钝，对答尚切题；入院第四天患者精神好转，对答切题，语言流利，经后续治疗未再有腹痛发作，病情好转出院。患者出院后，偶有上腹痛发作，多于饮酒后，无腰背部放射痛，无恶心、呕吐，门诊复查腹部B超检查提示胰腺囊肿，今为行进一步系统治疗，于2015年1月5日第3次入院。

既往史：高血压病史4年余，近1年规律服用降压药物（具体药名及剂量不详），自诉血压控制可；脂肪肝病史5年，未规律治疗。

个人史：吸烟20余年，每日20～40支；饮酒10余年，每日250～500g；婚育史、家族史无特殊。

入院查体

T 38.5℃，P 100次/分，R 24次/分，BP 116/80mmHg。神志清，精神欠佳，痛苦貌，无颈项强直，心、肺查体未见明显阳性体征。腹部膨隆，腹肌紧张，上腹部压痛，无反跳痛，肝脾肋下未触及，Murphy征阴性，移动性浊音阴性，肠鸣音4次/分。双侧Babinski征阴性，双侧Chaddock征阴性，脑膜刺激征阴性。

实验室检查

（第二次入院）：血淀粉酶713IU/L；血常规示白细胞计数13.87×10^9/L，中性粒细胞比率86.71%；胃肠道肿瘤标志物在正常值范围。生化全项：白蛋白（ALB）29g/L，谷丙转氨（ALT）20U/L，谷草转氨酶（AST）80U/L，三酰甘油22.76mmol/L，总胆固醇12.57mmol/L，血糖6.97mmol/L，钙1.26mmol/L。

影像学检查

首次入院上腹部CT：急性胰腺炎、脂肪肝（图25-1）。

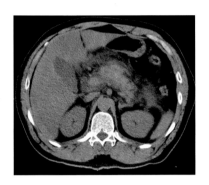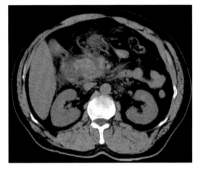

图25-1　CT提示胰腺炎，脂肪肝

第3次入院行超声内镜引导下胰腺假性囊肿引流（图25-2）。

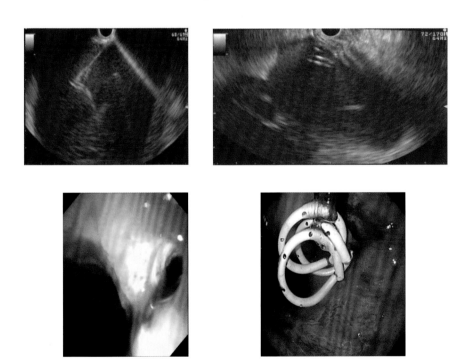

图25-2　超声内镜引导下胰腺假性囊肿引流

> **诊 断**
>
> 急性胰腺炎并发胰性脑病、胰腺假性囊肿。

治疗经过

针对患者并发胰性脑病的治疗，在抑酸、抑制胰酶分泌、吸氧的基础上，加用甘露醇降低颅内压、糖皮质激素控制炎症反应、纠正电解质紊乱、补充血容量等治疗后，患者症状好转，腹痛、腹胀减轻，精神、神经症状好转，未再嗜睡，回答问题灵敏、切题。

患者出院半年后仍有上腹痛间断发作，多于饮酒后发生，2015年1月5日门诊腹部B超检查提示胰腺囊肿形成，遂再次入院。血淀粉酶53U/L，尿淀粉酶68U/L。肝胆胰脾B超提示肝大，脂肪肝，胆囊多发息肉样病变并胆囊炎，胰腺前方囊性回声（大小约17.1cm×10.5cm×9.7cm）。上腹部CT：腹腔内占位，符合胰腺囊肿CT表现。于2015年1月8日行超声内镜引导下胰腺囊肿胃内引流术，置入3个3cm×10Fr双猪尾支架，术后6个月内随访CT检查，囊肿缩小、消失。于2015年7月6日拔管。随访至今无胰腺炎及胰腺囊肿复发，患者身体状况良好。

病例解析

该患者急性胰腺炎的诊断确切，入院初期即发意识障碍，经分析病情考虑并发胰性脑病。胰性脑病（PE）是重症急性胰腺炎严重的并发症之一，对于PE的诊断，目前没有明确的诊断标准。主要根据临床表现及辅助检查可做出初步诊断，但需排除其他原因引起的脑病，如糖尿病高渗性昏迷、低血糖、脑卒中等。依据症状不同主要可分为：① 精神神经症状，表现为全身衰弱、睡眠障碍、多汗、心动过速、烦躁不安、恐惧、妄想、幻觉、谵妄、定向力障碍、木僵、意识模糊、嗜睡、昏迷等精神错乱、意识障碍和神经衰弱样综合征；② 脑膜刺激征症状，临床表现为弥漫性头痛、头晕、呕吐、颈项强直、病理征Babinski征和Chaddock 征阳性等；③ 脑脊髓病综合征样表现，包括吞咽困难、失语、面瘫、角膜反射迟钝、水平性眼球震颤、四肢强直、反射亢进或消失、锥体束征和局灶性神经损害等。根据临床表现不同可分为：① 以烦躁、幻觉、定向力障碍、狂躁、不眠等症状为主的兴奋型；② 以淡漠、木僵、嗜睡、昏迷等症状为主的抑郁型；③ 兴奋型和抑郁型交替或合并出现的混合型。头颅CT 平扫有不同表现，可以表现为未见明显异常，也可表现为脑实质脱髓鞘改变或脑炎改变，MRI对脑组织病变比较灵敏和客观，如情况允许，可作为常规检查，病例报告有局部脑组织水肿，脑白质信号异常等改变。也可行脑脊液检查，淀粉酶和（或） 脂肪酶增高有一定的参考价值。当前研究较多的是关于MBP 在PE 诊断中的价值，MBP是构成神经髓鞘的主要蛋白质，当SAP 患者脑组织损害时，MBP暴露或释放至脑脊液中时，可刺激机体产生抗MBP 抗体，刺激单核细胞产生TNF-α 和IL-6，导致PE 的发生发展。故可以通过从血清及脑脊液中检测MBP、MBP抗体、TNF-α 和IL-6的浓度来评估PE 的发生发展可能具有一定的意义。脑电图检查可表现为轻中度广泛性慢波，同步性θ波和δ波爆发，缺乏特异性。

PE发病机制方面主要有：① 酶学学说。目前大多数研究均支持胰酶学说，认为PE 的发生与胰酶释放入血有关，特别是磷脂酶A2释放入血，通过血脑屏障，导致脑组织的损害，此学说已在动物实验中复制出PE 模型并得以证实。② 血流动力学学说。SAP 炎症反应期大量液体渗出进入腹腔、胸腔等第三间隙，导致有效循环容量不足，对于病情较重或早期补液不充分的患者，会严重影响血流动力学，造成低血容量休克，从而影响脑组织灌注，影响脑组织微循环，使脑组织缺血缺氧。脑细胞代谢障碍，从而引起一系列精神神经症状，若低灌注仍持续不能改善，严重者可致脑细胞坏死，可有神经精神后遗症。③ 炎症介质及血管活性物质学说。炎症介质，如肿瘤坏死因子（tumor necrosis factor，TNF） 和白细胞介素-6（interleukin-6，IL-6），促使通透性增加，破坏血脑屏障，也可能是PLA2 释放入血，激活了机体的炎症反应，从而引起一系列的级联反应，主要表现为脑组织渐进性水肿，脑微血管内炎症细胞聚集，神经纤维脱髓鞘等改变。

其他还有代谢障碍学说及维生素缺乏学说等。

临床治疗策略：由于PE是SAP病程中伴随出现的综合征，故对于PE的治疗还是以治疗SAP为主，大部分PE患者随着胰腺炎病情的缓解而好转，因此对于急性胰腺炎尤其是SAP患者，应尽快完善相关化验检查，明确病因，常规禁食，胃肠减压，密切观察生命体征，监测肝肾功能、血糖、血钙、血气、电解质等，给予积极的液体复苏和营养支持，纠正水、电解质紊乱。应用生长抑素（或其类似物）、质子泵抑制剂直接或间接抑制胰腺的分泌；应用蛋白酶抑制剂（乌司他丁、加贝酯）抑制胰蛋白酶、弹性蛋白酶、磷脂酶A等胰酶的释放和活性，抑制磷脂酶A2活化对脑组织的损伤破坏，缓解异常的神经精神症状；结合微生物检测结果，合理应用抗生素；必要时，早期行连续性肾脏替代治疗以清除体内过度释放的炎症介质，纠正细胞因子失衡，调节免疫紊乱状态，改善微循环；妥善处理多脏器功能不全或衰竭等全身并发症及假性囊肿等局部并发症。对于PE的异常精神状态，可应用冰帽、冬眠疗法等减轻脑组织耗氧，保护脑细胞；应用胞二磷脂胆碱、肌苷、辅酶A等药物营养神经；应用脱水剂如甘露醇、高渗糖、白蛋白等药物以降低颅内压；中等剂量激素冲击。用药期间应动态监测血糖浓度变化，避免高血糖及低血糖加重精神症状。对于精神症状严重者应对症处理，如对躁动和伴躁狂性精神症状者可给地西泮或亚冬眠，必要时要应用氯丙嗪等精神病药物，可消除症状，使患者得到充分休息。低分子肝素可抑制胰酶的释放，减少炎症介质（TNFα）的产生，降低PE的发生率和病死率；生物制剂（抗TNFα单抗）的应用可纠正细胞因子的失衡，调节免疫紊乱状态。国内有报道腹腔灌洗、血液滤过可以明显改善中毒症状，对ARDS、肾衰竭、PE等均有良好的防治作用，对阻止病情发展、缓解症状、减少并发症和降低死亡率已有较多共识。综上所述，PE是SAP比较少见但死亡率较高的并发症，目前临床上由于抑酶药物的使用和早期补液等对症治疗使SAP的死亡率降低，导致临床医师对于SAP合并PE的诊治认识不深刻，且该病缺乏相关的临床诊治标准，发生时可引起严重后果，临床上应加以重视，对PE进行深入的研究探讨，力争阐明PE的病因和具体发病机制，统一诊治标准，进而达到标本兼治的效果。

　　该患者PE发病后，给予甘露醇降颅内压、补充钙剂、激素抑制炎症反应、改善微循环等综合治疗，4天后精神好转，神志恢复如正常状态。

　　该患者胰腺炎恢复期过程中出现了胰腺囊肿形成，体积较大，对腹腔内脏器形成压迫。胰腺假性囊肿的治疗方法有保守治疗、经皮穿刺置管引流、外科手术治疗及内镜下治疗等。外科手术治疗曾被认为是胰腺假性囊肿治疗方法中效果最确切且应用最广泛的方法，但因其创伤大、并发症多、死亡率高，已逐渐被一些微创的非手术治疗手段所取代。随着内镜技术的发展，超声内镜引导下的穿刺引流已逐步成为治疗胰腺假性囊肿的主要方法。与传统内镜引流术相比，超声内镜不仅可以准确判断囊壁与胃壁之间的距离、其间是否有较大血管、确定最佳穿刺点，还能清楚地显示穿刺及置管的整个过程，避免意外的发生。且多项研究及Meta分析各文献结果表明，超声内镜引导下穿刺引流治疗的成功率高，创伤小、并发症少、复发率低。

　　通常认为EUS引流适应证如下：① 囊肿直径在6cm以上或短期内迅速增大；② 囊肿形成时间超过6周（或囊壁完全形成）；③ 腹痛、腹胀、食欲缺乏等症状明显；④ 囊肿内破裂出血或伴发感染；⑤ 由于囊肿压迫出现消化道梗阻、黄疸、门静脉高压等并发症。EUS引导下PPC引流的禁忌证包括囊性肿瘤、合并假性动脉瘤、与消化道管壁之间的距离超过1cm、凝血功能障碍及无法耐受麻醉者。

　　该患者胰腺假性囊肿诊断明确，且急性重症胰腺炎最初发病病程超过6个月，胃镜检查提示胃壁扩张受限，有上腹痛症状，CT及超声提示囊肿最大径达17cm，超声内镜引导下经胃行胰腺假性囊肿双猪尾支架引流术后，一般情况稳定，拔管后未再有囊肿复发。

　　通过分析该病例，可以加深我们对重症急性胰腺炎并发胰性脑病的认识，及时完善相关辅助检查，尽早做出PE的临床诊断，使患者得到及时准确的治疗。且随着目前我国生活水平的提高，急性胰腺炎（AP）等胰腺疾病的发病率逐年上升，胰腺假性囊肿（PPC）作为AP常见的局部并发症，其发病率亦较以往升高。PPC可能会并发感染、出血、消化道瘘及腹水等症状，进一步加重患者病情，甚至可能威胁患者生命，针对有饮酒史、既往胰腺炎反复病史，尤其是重症急性胰腺炎的患者，我们应做好患者的随访工作，及时发现胰腺炎的并发症，尽早明确诊断，及时做出正确治疗方案的选择。

病例点评

胰性脑病临床比较少见，诊断前提是排除其他原因引起的脑病，尤其是对于高龄、合并心脑血管疾病的胰腺炎患者，要排除脑血管病、电解质紊乱等原因造成的意识障碍。该患者基础疾病较少，但有长期大量饮酒史，要注意排除酒精戒断、酒精中毒、维生素缺乏等所致的脑病。

胰腺囊肿的内镜下微创治疗近年来逐步为临床医师所接受和推广，这种治疗方式能够有效缩短患者的住院时间、减少创伤、避免消化液的损失，是目前胰腺假性囊肿的首选治疗方式。该患者在我院接受此项治疗后恢复良好，加上严格的健康教育宣教，如嘱患者长期注意饮食、忌酒，随访患者一直未再发作胰腺炎。

（郎翠翠　焉　鹏）

参考文献

［1］Wang X，Zhuang X，Wei R，et al. Protective effects of acanthopanax vs. Ulinastatin against severe acute pancreatitis-induced brain injury in rats［J］. Int Immunopharmacol，2015，24（2）：285-298.

［2］赵海平，吕飞飞，欧阳晓晖. 丙二醛、超氧化物歧化酶及肿瘤坏死因子-α在大鼠实验性胰性脑中的作用［J］. 中国普外基础与临床杂志，2008，15（5）：337-341.

［3］Aparicio E，Mathieu P，Pereira Luppi M，et al. The notch signaling pathway：its role in focal CNS demyelination and apotransferrin-induced remyelination［J］. J Neurochem，2013，127（6）：819-836.

［4］Rolin J，Al-Jaderi Z，Maghazachi AA. Oxidized lipids and lysophosphatidylcholine induce the chemotaxis and intracellular calcium influx in natural killer cells［J］. Immunobiology，2013，218（6）：875-883.

［5］Cui HW，Zhang BA，Peng T，et al. Wernicke's encephalopathy in a patient with acute pancreatitis：unusual cortical involvement and marvelous prognosis［J］. Neuol Sci，2012，33（3）：615-618.

［6］常实，汤辉焕. 乌司他丁治疗胰性脑病的临床观察［J］. 临床外科杂志，2003，11（5）：301.

［7］Ana-Guajardo AC，Cámara-Lemarroy CR，Rendón-Ramírez EJ，et al. Wernicke encephalopathy presenting in a patient with severe acute pancreatitis［J］. JOP，2012，13（1）：104-107.

［8］Qiu F，Lu XS，Huang YK，et al. Protective effect of low-molecularweight heparin on pancreatic encephalopathy in severe acute pancreatic rats［J］. Inflamm Res，2012，61（11）：1203-1209.

［9］Xin SL，Fu Q，Yi XL，et al. Effect of lower-molecular weight heparin in the prevention of pancreatic encephalopathy in the patient with severe acute pancreatitis［J］. Pancreas，2010，39（4）：516-519.

［10］邱氟，吕新生，李宜雄，等. 低分子量肝素预防重症急性胰腺炎并发胰性脑病的前瞻性临床研究［J］. 中华肝胆外科杂志，2006，12：622-624.

［11］张永国，郭晓钟. 胰性脑病的诊治现状［J］. 临床肝胆病杂志，2017，33（1）：46-48.

［12］李伟健，赵伟，夏飞，等. 对重症急性胰腺炎并发胰性脑病发病机制的分析［J］. 当代医药论丛，2019，17（4）：41-43.

［13］张建平，倪家连. 胰性脑病诊治研究进展［J］. 肝胆胰外科杂志，2011，23（5）：439-440.

［14］汪谦，李湘. SAP病人胰性脑病的研究进展［J］. 中国实用外科杂志，2004，24（1）：63-64.

［15］苗毅，钱祝银. 重症急性胰腺炎胰性脑病的诊治［J］. 肝胆外科杂志，2005，13（1）：6-8.

［16］Banks PA，Bollen TL，Dervenis C，et al. Classification of acute pancreatitis-2012: revision of the Atlanta classification and definition by international consensus [J]. Gut, 2013, 62（1）: 102-111.

[17] AYB T, Dhir V, Kida M, et al. Consensus guidelines on the optimal management in interventional EUS procedures: results from the Asian EUS group RAND/UCLA expert panel [J]. Gut, 2018, 67（7）: 1209-1228.

[18] 甘险峰, 罗澜云, 杨训, 等. 43例假性胰腺囊肿的个体化治疗 [J]. 现代医药卫生, 2007, 23（13）: 1905-1906.

[19] 胡凯峰, 朱家胜, 周自炎, 等. 57例胰腺假性囊肿的诊治体会 [J]. 中国现代医学杂志, 2014, 24（6）: 92-94.

[20] 罗耀兵, 江建新, 张岚, 等. 内镜腹腔镜联合治疗重症急性胰腺炎并发胰腺假性囊肿的疗效分析 [J]. 中华普外科手术学杂志（电子版）, 2017, 11（2）: 132-135.

[21] 万经磊. 腹腔镜在胰腺假性囊肿治疗中的应用 [D]. 吉林大学, 2017.

[22] 杨斌, 毛根军. 前入路腹腔镜在治疗胰腺假性囊肿中的应用（附12例报告）[J]. 中国内镜杂志, 2018, 24（07）: 97-101.

[23] 朱惠云, 杜奕奇, 金震东. 胰腺假性囊肿治疗的研究进展 [J]. 中华消化内镜杂志, 2017（4）: 12-13.

[24] 廖敏琪, 刘吉祥, 夏亮. 重症急性胰腺炎合并胰腺假性囊肿治疗的研究进展 [J]. 中国医药导报, 2016, 13（21）: 66-69.

[25] 苏军凯, 李兆申. 胰腺假性囊肿内镜引流治疗研究进展 [J]. 国际消化病杂志, 2006, 26（4）: 236-238.

[26] 金震东. 内镜超声引导下胰腺假性囊肿引流术的方法与价值 [J]. 中华消化内镜杂志, 2019, 36（9）: 629-631.

沙门菌胃肠炎致高淀粉酶、脂肪酶血症

病例特点

◎ 老年男性，急性起病。

◎ 以呕吐、腹痛、腹泻为主要表现。

◎ 查体：生命体征平稳，神志清，精神可。心、肺、腹无明显阳性体征。

◎ 腹部CT未见胰腺渗出。粪便培养示沙门菌群（＋＋＋）。

◎ 治疗后血淀粉酶、脂肪酶降至正常。

病例摘要

患者，男，65岁。因"恶心、呕吐、腹痛、腹泻5天"入院。患者5天前进食麻辣鱼后出现恶心、呕吐，呕吐物为胃内容物，伴全腹阵发性绞痛，伴腹泻，每次排稀水样便10～15次，无黏液及脓血，无里急后重感，无发热。为求进一步诊疗入院。

既往史：高血压病史18年，口服硝苯地平缓释片（10mg，2次/日），血压控制可。

个人史、婚育史、家族史无特殊。

入院查体

T 36.4℃，P 80次/分，R 20次/分，BP 100/60mmHg。神志清，精神可，口唇无干燥，浅表淋巴结未触及，心、肺查体无明显阳性体征，腹平软，全腹无压痛及反跳痛，肝脾肋下未触及，移动性浊音阴性，肠鸣音6次/分，双下肢无水肿。

实验室检查

血常规：白细胞计数$5.73×10^9$/L，中性粒细胞计数$0.64×10^9$/L，红细胞$5.70×10^{12}$/L，血红蛋白168g/L，血小板计数$189×10^9$/L。

粪便常规：脓血便，隐血（＋），红细胞19~21个/HP，白细胞75~80个/HP，无脓细胞，脂肪球（－）。

粪便培养示沙门菌群（＋＋＋）。

尿淀粉酶6500U/L，血淀粉酶508U/L，血脂肪酶2996U/L。

血生化：白蛋白34g/L，尿素氮11.50mmol/L，C反应蛋白37.28mg/L。

肿瘤标志物未见异常。

影像学检查

腹部CT提示胰腺饱满，周围未见渗出，胰管无扩张。腹部MRI提示双肾多发囊肿，胰周无渗出。

诊疗经过

急性胰腺炎的诊断须符合下列指标中的至少2项：典型腹痛，符合胰腺炎的生化证据（血清淀粉酶或脂肪酶升高超过3倍正常值上限）和（或）影像学提示有胰腺炎表现。该患者以腹痛、恶心、呕吐为表现，血淀粉酶及脂肪酶化验结果均超过正常值的3倍，但腹部CT及MRI均未见胰周渗出，且急性胰腺炎患者由于肠功能受影响，多表现为腹胀、停止排气排便，查体腹部多有明确压痛点，肠鸣音次数减少或不可闻及，而该患者表现为腹泻、肠鸣音活跃。综上所述，不符合急性胰腺炎的诊断。结合粪便培养结果，诊断为沙门菌胃肠炎，给予抗感染、液体支持等治疗后，临床症状明显缓解，血淀粉酶、脂肪酶逐渐下降至正常范围。

病例解析

通过此病例，我们需注意，血淀粉酶及脂肪酶升高最常见于急性胰腺炎，但单纯血淀粉酶或脂肪酶升高不能诊断为急性胰腺炎，可能原因如下。① 隐匿的胰腺疾病：如患者因疼痛阈值增加或影像学敏感性低导致不符合急性胰腺炎诊断标准；② 肿瘤：乳腺癌、结直肠癌、肺癌、肝癌等；③ 药物：最常见的是镇痛药，其他包括有机磷农药中毒、百草枯中毒等；④ 非胰源性脂肪酶升高，如肝、胃、肠道来源的脂肪酶，肝素诱导的脂蛋白脂肪酶释放；⑤ 肾功能不全导致清除减少；⑥ 巨淀粉酶血症、脂肪酶血症。沙门菌胃肠炎可引起胰酶活性的变化，沙门菌感染引起胰酶升高的机制可能是细菌经血源性途径到达胰腺直接导致胰腺损伤，也可能是肠道炎症导致肠黏膜通透性增加，胰酶的重吸收增加，还可能是肠道分泌的淀粉酶和脂肪酶增加。

这个病例提示我们，临床上遇到高淀粉酶、脂肪酶升高而无急性胰腺炎临床表现、影像学无胰腺形态学改变时，要考虑到非胰源性疾病的可能，以减少误诊。

病例点评

"白马非马"，高淀粉酶血症并非都是急性胰腺炎。这个病例告诉我们进行鉴别诊断的重要性。

（冯　倩　赵景润）

参考文献

［1］杜奕奇. 2019年版《中国急性胰腺炎诊治指南》解读［J］. 医学研究生学报，2020，33（3）：234-237.

[2] Frank B, Gottlieb K. Amylase normal, lipase elevated: is it pancreatitis? A case series and review of the literature [J]. Am J Gastroenterol, 1999, 94 (2): 463-469.

[3] Choung BS, Kim SH, Seo SY, et al. Pancreatic hyperenzymemia is associated with bacterial culture positivity, more severe and right-sided colitis [J]. Dig Dis Sci, 2014, 59 (9): 2272-2279.

[4] Gnädinger MP, Eigenmann F, Bekier A, et al. Pseudopancreatitis in entero-invasive salmonellosis [J]. Schweiz Med Wochenschr, 1993, 123 (30): 1482-1486.

[5] Bokemeyer B. Asymptomatic elevation of serum lipase and amylase in conjunction with Crohn's disease and ulcerative colitis [J]. Z Gastroenterol 2002, 40 (1): 5-10.

病例 27

IgG4相关性疾病

病例特点

◎ 老年男性，慢性起病。

◎ 以胰腺炎反复发作、肝功能异常、全身多脏器病变为主要表现。

◎ 查体：生命体征平稳，皮肤、黏膜及巩膜未见黄染，双侧颌下可分别触及核桃大小的肿物，质硬，无压痛，双侧泪腺可触及肿大，质硬，无压痛，腹平软，全腹无压痛及反跳痛。肝剑突下2cm可触及，质韧，无触痛，脾肋下未触及。Murphy征阴性，腹水征阴性，肠鸣音4次/分。双下肢无水肿，未见皮疹及出血点。心、肺查体无明显阳性体征。

◎ 常规保肝降酶等治疗效果欠佳，口服降血糖药血糖控制不佳，加用糖皮质激素及免疫调节药物等治疗后疗效显著。

病例摘要

患者，男，75岁。因"反复上腹痛4年余，查体发现肝功能异常20余天"多次入院。患者于4年前无明显诱因出现上腹痛反复发作，伴腹胀、大便不成形，来我院就诊，初次诊断为急性胰腺炎，给予抑酸、抑制胰酶分泌等治疗，病情好转出院。此后1年患者查体发现血糖升高，诊断为糖尿病，口服降血糖药物，血糖控制不佳，且仍有胰腺炎反复发作，于2010年12月5日再次入院后行超声内镜及胰腺穿刺细胞学检查，结合在外院血IgG4检查，诊断为自身免疫性胰腺炎。此后口服激素、免疫调节等药物治疗，后自行停药。20多天前患者于门诊查体时发现肝功能异常，转氨酶升高，无腹痛、腹胀，无恶心、呕吐，无发热及厌食油腻，无尿黄。在我院行上腹部B超示弥漫性肝病、胆囊泥沙样结石、胆系炎症观察，胰头部体积偏低（考虑炎症），后复查肝功能无明显好转，遂入院。

既往史：糖尿病病史3年，长期口服二甲双胍、诺和龙、格列齐特，血糖控制不佳。胆囊炎肝囊肿1年余。

个人史、婚育史、家族史无特殊。

入院查体

T 36.5℃，P 84次/分，R 21次/分，BP 120/70mmHg。皮肤、黏膜及巩膜未见黄染，双侧颌下可分别触及核桃大小的肿物，质硬，无压痛，心、肺查体无明显阳性体征。腹部平坦，腹肌软，全腹无压痛及反跳痛。肝剑突下2cm可触及，质韧，无触痛，脾肋下未触及。Murphy征阴性，肠鸣音4次/分。双下肢无水肿。

实验室检查

肝功能：AST 100IU/L，ALT 117IU/L，GGT 857IU/L，ALP 257IU/L，TP 85g/L，ALB 28g/L，GLB 57g/L，A/G 0.49，TBIL 19.3μmol/L，DBIL 8.3μmol/L，UDBIL 11μmol/L。

甲肝、乙肝、丙肝、戊肝、肝抗原抗体谱、抗核抗体谱、肝抗原抗体谱检查均未见明显异常。

肿瘤标志物CA19-9 1 000U/ml。

免疫球蛋白+补体：补体C3 0.51g/L，补体C4 0.05g/L，IgG 43.7g/L，IgG4升高。IgA 0.72g/L，IgM 0.28g/L。

血淀粉酶、尿、大便常规及凝血机制未见明显异常。

影像学检查

上腹部B超：弥漫性肝病、胆囊泥沙样结石、胆囊壁水肿、胆系炎症观察，胰头部体积偏低（考虑炎症）。

胸腹主动脉CTA：胸腹主动脉管壁钙化，左侧肾门区、胰头区软组织密度影。

上腹强化CT：胆系扩张，胆管壁、胆囊壁增厚，请结合临床。胰头体积增大，建议结合病史除外肿瘤。左肾盂肿块，转移性肿瘤可能性大。

超声内镜：胰腺回声偏低，胰头部见约4.1cm×5.1cm低回声占位，内部回声不均匀，散在无回声区（胰腺穿刺外院会诊提示符号IgG4相关性AIP）（图27-1）。

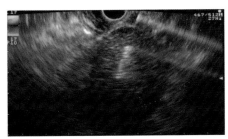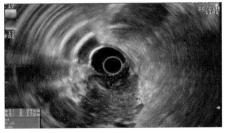

图27-1 超声内镜胰头部见约4.1cm×5.1cm低回声占位

双颌下B超：双颌下腺区低回声区（下颌下腺肿大、炎症？）。

病理检查

颌下肿物针吸病理：较多淋巴细胞，考虑米库利奇病（图27-2）。

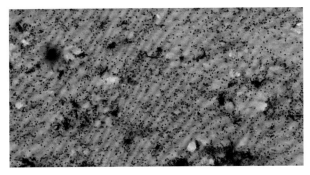

图27-2 颌下肿物针吸病理

诊　断

　　根据患者的临床表现、相关实验室、免疫学及穿刺病理学等诊断标准，患者符合IgG4相关性疾病的诊断。

治疗经过

　　在保肝、降酶治疗的基础上，加用激素、免疫调节等药物治疗，患者临床症状好转，复查肝功能、免疫指标均较前明显好转。

病例解析

　　该患者目前存在两个方面的问题，首先，关于患者急性胰腺炎反复发作病因的诊断。患者最初胰腺炎发作于2008年，2009年诊断患糖尿病；2010年诊断患过敏性哮喘；后因胰腺炎反复发作发病，在外院行IgG4免疫学检查、胰腺穿刺及影像学等检查，于2011年确诊为自身免疫性胰腺炎。经给予激素口服、调节免疫药物等治疗后，未再有胰腺炎发作，此后患者未口服激素等药物，平素口服"二甲双胍、诺和龙、格列齐特"降糖，但血糖控制不佳。其次，患者于2012年3月查体发现肝功能异常，转氨酶升高，再次来我院就诊，查体发现双侧颌下可分别触及核桃大小的肿物；腹部CT及CTA提示胆系病变，胸腹主动脉管壁钙化，左侧肾门区、胰头区软组织密度影，超声内镜提示胰腺弥漫性低回声，胰头部低回声占位；双颌下B超：双下颌下腺区低回声区（下颌下腺肿大、炎症？），双侧腹股沟区多发淋巴结，经完善免疫学指标、下颌下腺穿刺、胰腺超声及穿刺病理等检查，诊断米库利奇病及胰腺黏液性囊腺瘤。患者肝功能异常，但抗原抗体谱、抗核抗体谱及常见病毒学检查均阴性，可排除病毒性肝炎所致的肝功能损害；患者上腹部强化CT等影像学检查可除外肝脏肿瘤性病变或胆系结石所致肝功能异常。综合分析，考虑肝功能损害、胰腺病变，双下颌下腺、泪腺、胆管病变，哮喘、血糖异常等均与自身免疫功能紊乱有关，结合患者下颌下腺穿刺结果，之前所查

IgG、IgG4明显升高，考虑为IgG4相关性疾病累及多脏器病变。

IgG4相关性疾病（IgG4-RD）是一种新近认识的，免疫介导的慢性、进行性炎症伴纤维化疾病，可累及全身多系统，如胰腺、胆管、肺、眼眶、后腹膜、泪腺、涎腺、中枢神经系统、肾、甲状腺、淋巴结、前列腺等。临床表现为受累器官肿瘤样改变，通常伴血清IgG4水平升高，病理特征为密集的淋巴浆细胞浸润、席纹状纤维化、闭塞性静脉炎。

IgG4相关性胰腺炎（AIP）是最常见的IgG4相关性疾病，若认识不足，极易误诊为胰腺癌。目前该病发病机制尚不清楚，部分患者可合并胆管炎、淋巴结肿大、腹膜后纤维化、间质性肾炎、肺间质纤维化等多种胰外病变。患者可有腹痛、体重下降、皮肤瘙痒、黄疸、新发糖尿病等临床表现。根据国际诊断标准（ICDC），IgG4相关性自身免疫性胰腺炎诊断主要包括影像学（胰腺实质和胰管损伤）、血清学（IgG4升高）、胰腺病理、胰腺外器官受累及对糖皮质激素治疗敏感性5个指标。其中IgG4是诊断本病的唯一血清学指标，也是诊断的重要指标。IgG4相关性胰腺炎的诊断标准：美国Mayo诊所标准，符合以下3条标准中的1条或1条以上即可诊断：①组织学检查符合自身免疫性胰腺炎；②具有特征性影像学表现伴有IgG4升高；③具有特征性影像学表现并对激素治疗有良好反应。

治疗上，IgG4相关性疾病的治疗依赖于糖皮质激素。用法：类固醇激素（泼尼松）40mg/d（0.6mg/kg），2周后复查血清IgG4及影像学检查。待各项检查指标好转后，每1~2周减量5~15mg/d维持3~6个月后减量至5mg/d（总疗程<3年）；激素缓解期维持3年后，在监测症状和体征、生化指标、IgG4水平和影像学表现（如超声、CT、MRCP、ERCP）的基础上，停止激素使用。如无缓解，考虑恶性肿瘤或其他疾病的可能。对于停用激素复发，可加用免疫抑制剂（硫唑嘌呤，环磷酰胺）。此外，对糖皮质激素、免疫抑制剂不耐受或症状不缓解的患者可应用利妥昔单抗，并在治疗后做好定期随访工作。

该患者IgG4相关性疾病诊断明确，给予口服激素30g/d×12天，并加用调节免疫药物、保肝降酶、控制血糖等治疗后；查体发现双侧肿大下颌下腺较前缩小，复查肝功能提示谷丙转氨酶、γ-谷氨酰转肽酶、碱性磷酸酶及谷草转氨酶较前明显下降，临床症状好转出院。此后院外规律口服激素、调节免疫、降血糖等药物，定期门诊复查肝功能、免疫指标、腹部CT等，适时激素减量。随诊数月，该患者病情平稳，未再有胰腺炎发作。

病例点评

通过对该病例的分析，可以加深我们对IgG4相关性疾病及其他免疫相关性疾病在多脏器受累时临床表现的认识，尤其是疾病早期发病时及时准确的诊断。本例患者病变累及胰腺、左肾区，影像学检查均提示不能除外肿瘤性病变，加大了我们对该病的确诊难度，因此对于此类患者，应采用医学影像、免疫学检查、病理学及临床症状相结合的方式，综合判断患者是否属于一种疾病的多脏器受累表现，避免漏诊或误诊，这对于该类患者的早期确诊与后续治疗具有重大意义，从而提高了对我们对此类疾病的诊断及治疗水平。

（郎翠翠　焉　鹏）

参考文献

［1］石振东.IgG4相关性自身免疫性胰腺炎的研究进展［J］.世界华人消化杂志，2016，24（28）：3946-3952.

［2］杨莉，唐艳萍.IgG4相关性自身免疫性胰腺炎诊治研究进展［J］.实用临床医学，2016，17（1）：85-88.

［3］裴月颖，高丽，薛红元.超声造影诊断IgG4相关性自身免疫性胰腺炎1例［J］.中国超声医学杂志，2018，34（10）：938.

［4］张盼盼，张文.IgG4相关性自身免疫性胰腺炎治疗中免疫抑制剂的应用［J］.临床肝胆病杂志，2018，34（8）：1614-1618.

［5］胡珊珊，宁波.超声内镜在IgG4相关性胆胰疾病中的应用［J］.药物与临床，2020，21：27.

［6］Yoshida K，Toki F，Takeuchi T，et al. Chronic pancreatitis caused

by an autoimmune abnormality. Proposal of theconcept of autoimmune pancreatitis
［J］. Dig Dis Sci，1995，40（7）：1561-1568.

　　［7］Takahashi H，Yamamoto M，Suzuki C，et al. The birthday of a new syndrome：IgG4-related diseases constitute a clinical entity ［J］. Autoimmun Rev，2010，9（9）：591-594.

　　［8］Shimosegawa T，Chari ST，Frulloni L，et al. International consensus diagnostic criteria for autoimmune pancreatitis：guidelines of the International Association of Pancreatology ［J］. Pancreas，2011，40（3）：352-358.

　　［9］Fujita A，Sakai O，Chapman MN，et al. IgG4-related disease of the head and neck：CT and MR imaging manifestations ［J］. Radiographics，2012，32（7）：1945-1958.

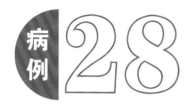

病例 28

腹水伴血淀粉酶升高

病例特点

◎ 青年女性，慢性起病。

◎ 以腹痛、腹胀及腹围进行性增加为主要表现。

◎ 查体：精神欠佳。腹部膨隆，触软，上腹部轻压痛，无反跳痛，肝、脾肋下未及，移动性浊音阳性，肠鸣音可。心、肺听诊无明显异常。

◎ 血淀粉酶升高超过正常值3倍以上，完善相关检查，排除胰腺炎；最终诊断：卵巢浆液性癌并多发转移，予以手术及术后化疗。

病例摘要

患者，女，35岁。因"反复腹痛、腹胀1个月加重伴腹围进行性增加6天"入院。患者1个月前无明显诱因出现腹痛，为全腹持续性隐痛，伴腹胀，肛门排气排便减少，并出现一过性发热，体温最高达38.0℃，遂就诊于聊城市某医院，查血淀粉酶升高超过正常值3倍以上，诊断为"急性胰腺炎、阑尾炎"，给予禁饮食、抗感染等治疗，症状减轻，恢复流质饮食后出现短暂性腹泻，后自行好转；6天前再次出现腹痛，程度较前加重，伴腹胀及腹围进行性增加，并再次腹泻，4～5次/日，稀水样便，无黏液及脓血便，无里急后重感，为求进一步诊疗于我院门诊就诊，以"腹胀原因待查"收入我科。患者近期体重较前减轻约5kg。

既往史：右侧孤立多囊肾病史5年，未行特殊治疗。曾于12年前、5年前行剖宫产手术。

个人史、婚育史及家族史无特殊。

入院查体

T 37.2℃，P 104次/分，R 22次/分，BP 112/81mmHg。神志清，精神欠佳，全身皮肤黏膜及巩膜无黄染，未触及浅表性肿大淋巴结。双肺呼吸音粗，未闻及明显干、湿啰音。心律齐，未闻及病理性杂音及心包摩擦音。腹部膨隆，未见胃肠型及蠕动波，触软，上腹部轻压痛，无反跳痛，肝、脾肋下未触及，肝、肾区无叩痛，Murphy征阴性，移动性浊音阳性，肠鸣音4次/分，双下肢无明显水肿，未见皮疹、出血点，病理征阴性。

实验室检查

血液分析：血红蛋白114g/L、中性粒细胞比率81.70%，血小板计数496.00×10^9/L。

肝、肾功能：白蛋白34g/L、偏低，余未见明显异常。

出凝血机制：D-二聚体3.30mg/L、略高。

血淀粉酶843.60U/L、CRP 84.98mg/L，均高于正常值。

胃肠道肿瘤标志物：糖类抗原19-9 41.9U/ml、糖类抗原72-4 300.0U/ml，均偏高。

PCT、肌钙蛋白I、病毒筛查、结核抗体、血脂肪酶、AFP、甲状腺功能、IgG4、抗核抗体、血管炎谱、免疫球蛋白+补体检查未见异常。

影像学检查

外院上腹部增强MRI结果：大量腹水，胆囊结石，胆囊炎，左肾未显示，左侧少量胸腔积液。

治疗经过

入院后予以禁食，抑酸、减少消化液分泌、维持水电解质平衡、抗感染、补液及营养支持等对症处理，并完善腹腔置管穿刺引流，明确腹水性质及缓解腹胀症状，同时完善相关辅助检查。进一步完善检查，糖类抗原125 9 165.4U/ml，明显升高。腹水穿刺病理及免疫组化结果：倾向女性生殖系统来源肿瘤，浆液性癌的可能性大；Calretinin（CR）（-），MC（部分+），CK20（-），CK7（+），Villin（-），CDX-2（-），ER（+），PR（少量+），P53（全阴），WT-1（+）。全腹增强CT：双侧附件区病变；腹膜多发结节、腹水，转移？腹膜炎？左肾缺如，请结合临床；右肾多发囊肿；胆囊结石，胆囊炎（图28-1）。胃镜检查：浅表性胃炎。PET-CT：① 子宫右后方FDG代谢增高软组织，考虑恶性病变；腹膜广泛转移，腹盆腔及腹膜后多发淋巴结转移；左侧前胸壁FDG代谢增高结节及左侧腋窝FDG代谢增高淋巴结，请观察。② 双侧上颌窦炎。③ 胆囊炎伴胆囊结石；右肾多发囊肿，左肾确如；腹腔少量积液。④ 骨髓FDG代谢增高，请观察。⑤ 脑PET/CT未见异常。经妇科及肿瘤科会诊后认为患者卵巢浆液性癌并腹腔及盆腔广泛转移诊断明确，转妇科行经腹筋膜外子宫+双侧附件切除+大网膜切除+阑尾切除+盆腔淋巴结清扫+盆腔转移灶切除术，并术后辅助化疗（紫杉醇脂质体+卡铂方案）。术后病理结果提示高级别浆液性癌，呈多灶性分布。

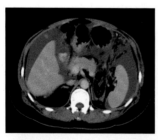
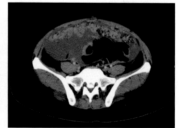
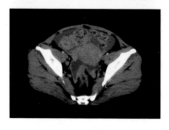

图28-1 腹部强化CT示腹水，腹膜增厚

诊 断

①卵巢浆液性癌（a.腹膜广泛转移；b.腹盆腔多发淋巴结转移）；②胆囊结石并胆囊炎；③急性肠炎；④慢性胃炎；⑤先天孤立肾并肾囊肿；⑥剖宫产术后；⑦贫血（轻度）。

病例解析

该患者开始症状表现为腹痛、腹胀，曾伴有体温升高，血淀粉酶值明显升高，入院后首先考虑为急性胰腺炎，后完善实验室检查中提示CA125指标异常升高，腹部CT提示妇科病变及腹膜多发结节转移；遂之完善腹腔穿刺液病理，证实为妇科来源的浆液性癌。该患者诊疗过程中血淀粉酶明显升高，应注意临床上引起血淀粉酶升高的疾病有哪些。血清淀粉酶主要由胰腺分泌，唾液腺也有少量分泌，临床上测定的血清淀粉酶是胰腺型（P-AMY）和唾液型（S-AMY）的总和。血淀粉酶的正常值因不同的测定方法结果而异，目前临床上所采用的有Somogyi法，其正常值为40~180U，Winslow法为8~64U。胰腺型淀粉酶由胰腺外分泌腺分泌，占总淀粉酶的60%~68%，唾液型淀粉酶主要由唾液腺分泌，其他脏器如肺、汗腺、乳腺、胃肠道及泌尿生殖系统也可分泌。少数恶性肿瘤也合成分泌唾液型淀粉酶，引起高淀粉酶血症，特别是在老年患病人群中，如卵巢癌、骨髓瘤、胃癌、肺癌和嗜铬细胞瘤，所以恶性肿瘤是容易被忽视的引起高淀粉酶血症的罕见原因。近年来，经肿瘤生化研究发现S-AMY可以在肿瘤组织中表达，卵巢癌组织中唾液淀粉酶表达已由免疫组织化学定位证实。但血清高淀粉酶在该类病例中的具体机制仍不清楚，其可能与导致唾液淀粉酶α1（AMY1和AMY2）基因在肺、气管、卵巢、输卵管和子宫颈亦有表达，唾液淀粉酶的生物合成和异位产生的细胞恶性转化有关，上述器官损伤、发生炎症或肿瘤时，可导致血淀粉酶升高。

该病例最终诊断为卵巢癌。卵巢恶性肿瘤合并高血尿淀粉酶在临床中较少见，且容易误诊为恶性肿瘤合并急性胰腺炎（acute pancreatitis，AP）。恶性肿瘤本身为消耗性疾病，误诊为胰腺炎时，需禁食水等治疗，对患者的病情是一种延误。结合患者病理结果，为卵巢低分化浆液性腺癌合并高血尿淀粉酶，开始按急性胰腺炎诊疗，故在临床上对高血尿淀粉酶可能产生的原因及如何避免误诊做出讨论，以期对今后的临床诊治工作提供帮助。根据AP诊治指南，其诊断标准为：① 与AP相符合的腹痛；② 血淀粉酶和（或）脂肪酶活性至少高于正常上限值的3倍；③ 腹部影像学检查符合AP影像学改变。临床上符合其中两项即可诊断。本例患者符合上述①、②两项，所以最初诊断为AP，但是CT检查中胰腺未见明显异常，患者为全腹部隐痛且伴有腹泻，无进食后加重、弯腰屈膝位缓解等，不符合AP疼痛特点。且AP的流行病学特点为中青年男性多见，具有较典型的诱因及病因：① 胰胆管疾病；② 大量饮酒和暴饮暴食后；③ 上腹部手术或创伤；④ 内分泌及代谢障碍；⑤ 急性传染病；⑥ 激素等药物诱发。本例为青年女性，体型中等，无饮酒或油腻饮食等，且无上述诱因及病因。淀粉酶升高还可见于其他疾病，如消化道穿孔、梗阻性肠病、糖尿病酮症酸中毒、多器官损伤及障碍等。AP导致的血淀粉酶升高多在3～4天后恢复正常，一般不超1周。本例患者经常规胰腺炎治疗后淀粉酶未见降低，反而升高，且术后淀粉酶明显减低。

卵巢浆液性癌上皮与输卵管内膜上皮具有相似的组织结构，可分泌淀粉酶，为肿瘤组织异位合成提供了依据。病理上，伴有血淀粉酶升高的卵巢癌多为唾液型淀粉酶升高的浆液性癌。本例提示，发现卵巢肿瘤患者伴高淀粉酶血症（尤其是唾液型）时，应考虑卵巢癌的可能，以利于选择准确的治疗方案。淀粉酶是卵巢组织的正常组成成分，1951年Weiss发现首例支气管患者伴有血淀粉酶升高，此后文献报道肺癌、胰腺癌、胃癌、子宫癌、卵巢癌以及非上皮的骨肉瘤患者唾液型淀粉酶升高。将患者血淀粉酶进行琼脂糖平板电泳分析，用胰腺假性囊肿患者的胰液、稀释唾液、正常胰腺组织的匀浆进行同样电泳，以后二者的同工酶谱为标准进行比较。结果发现：在患者的7个同工酶条带中，有2条分别与胰和唾液淀粉酶的条带相对应，其余5条则为卵巢癌变所特有，Moriyama等建议用淀粉同工酶检测替代卵巢癌免疫组化。

Shigemura等报道，唾液型淀粉酶可在63%多发性骨髓瘤患者中检出，是多发性骨髓瘤活跃程度的重要标志物，淀粉酶唾液酰化与肿瘤致癌性转化或染色体突变有关。此外，在血清淀粉酶（或同工酶电泳检测）正常的患者中也检测出唾液型淀粉酶。如同多发性骨髓瘤，淀粉酶同工酶电泳检测应广泛应用于卵巢癌合并高淀粉酶血症，而唾液型淀粉酶应该是卵巢癌最有用的标志物之一。引起高淀粉酶血症的肿瘤，化疗可使酶活性降低，卵巢癌肿瘤切除，淀粉酶很快恢复正常。同时，在良恶性腹水的鉴别诊断上，若以唾液型淀粉酶增高为主，则提示卵巢癌及肺癌；以胰腺型淀粉酶增加为主，则提示胰腺癌及胆管癌。因此，通过对高淀粉酶血症酶活性的测定和同工酶谱的研究，既可作为与淀粉酶相关肿瘤患者诊断、鉴别诊断、治疗和判断术后复发的临床指标，又可作为胰腺炎和腹内恶性病变进行鉴别诊断的实验室指标。

在临床上要注意中老年患者，由于其癌症的流行率较高，在排除急性胰腺炎的基础上，引起淀粉酶升高的首要原因应考虑恶性肿瘤所致的可能，其淀粉酶升高更可能是恶性肿瘤的实验室指征。异淀粉酶电泳、淀粉酶同工酶分析可用于区分由胰腺炎引起或由恶性肿瘤引起的高淀粉酶血症，有助于早期诊断和鉴别胰腺炎。血清CA125作为一种血清抗原，是目前诊断和监测卵巢上皮性恶性肿瘤最有价值的肿瘤标志物之一，但其对卵巢包块良恶性的判断缺乏特异性。而肿瘤标志物是细胞癌变过程中所产生的正常细胞缺乏或含量极微的特异性和相对特异性物质，也可能是宿主细胞针对癌细胞所产生的正常细胞成分，可存在于肿瘤细胞表面、血液或体液中。本例中导致淀粉酶增高的另一部分原因是恶性肿瘤本身产生的，但其机制尚不清楚，血清淀粉酶与现有肿瘤标志物的联合测定可能是卵巢肿瘤的一种更具体的筛查方案，其证据基础尚薄弱，而且淀粉酶是否可以作为卵巢癌诊断及治疗的有效参考指标，有待进一步研究。

病 例 点 评

恶性肿瘤是容易被忽视的引起高淀粉酶血症的少见原因，血清淀粉酶增高在该类病例中的机制仍不清楚。在临床工作中，遇到腹痛症状伴血尿淀粉酶升高的患者，我们的惯性思维一般是首先考虑急性胰腺炎，在此我们应多思考、多查阅相关书籍和文献等，认识更多可导致血尿淀粉酶升高的病因，尤其是老年患者，需警惕恶性肿瘤异常分泌淀粉酶的可能。现回顾1例卵巢低分化浆液性腺癌合并高血尿淀粉酶并误诊为 AP 的临床资料，分析高血尿淀粉酶的发病机制和诊断注意事项，加深临床医师对该病的认识，提高诊断和治疗水平。

（郭欣欣　马清珠）

参考文献

［1］Mofiyama T. Sialyl salivary-type amylase associated with ovarian Cancer［J］. Clin Chim Acta，2008，391（1-2）：106-1111.

［2］Shigemura M，Mofiyama T，Shibuya H，et a1. Multiple myaloma associatedwith sialyl salivary-type amylase［J］. Clin Chim Aeta，2007，376（1-2）：121-125.

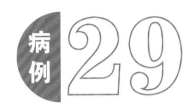

病例29

离奇的腹水病例

病例特点

◎ 中年男性，病程较短。

◎ 以腹痛、腹胀及食欲减退为主要临床表现。

◎ 查体：生命体征平稳，神志清，精神可，心、肺查体未见明显异常，腹部膨隆，触韧，剑突下压痛，伴反跳痛，移动性浊音阴性，Murphy征阴性，肠鸣音3次/分。双下肢无水肿。

◎ 腹部CT提示：网膜增厚、腹水，胃腔充盈可，胃窦壁稍厚，胆囊炎、胆囊结石。

◎ 超声定位下行腹腔穿刺引流术，仅能抽取少量深黄色果冻样腹水，黏稠、抽取困难。常规利尿效果差。

◎ 诊断、治疗及预后：结合腹腔镜活检病理，最终诊断为腹膜黏液腺癌。目前临床上尚无特异性治疗方法，手术仍为本病的首选治疗方案。但该病术后易复发，因此术后辅助化疗及无手术适应证者化疗同样是重要的治疗手段，但目前仍缺乏临床循证医学研究。

病例摘要

患者，男，52岁。因"腹痛20余天，腹胀3天"于2018年12月19日入院。患者20多天前无明显诱因出现腹痛，剑突下及右上腹明显，为阵发性隐痛，无向肩部及腰背部放射痛，至当地医院就诊，行腹部超声示脂肪肝、肝功能、血常规、红细胞沉降率未见明显异常，考虑为"胃炎"，给予抑酸、止痛等治疗，效果欠佳。3天前患者出现腹胀，进食后加重，腹围较前无明显增加，伴食欲缺乏，进食量减少约4/5，遂于我院门诊行腹部CT示：网膜增厚、腹水、胃窦壁稍厚、胆囊炎、胆囊结石。门诊遂以"腹水"收入消化内科。

既往史：2年前因"左腹股沟斜疝"于我院行手术治疗，术后恢复可。

个人史、婚育史、家族史无特殊。

入院查体

生命体征平稳；神志清，精神可，全身皮肤黏膜及巩膜未见黄染，浅表性淋巴结未触及肿大，心、肺查体无明显阳性体征。腹部膨隆，触韧，剑突下压痛，伴反跳痛，移动性浊音阴性，Murphy征阴性，肠鸣音3次/分。双下肢无水肿。

实验室检查

血常规、CRP、降钙素原、肝肾功能、病毒标志物全项、大便常规、尿常规未见明显异常。

D-二聚体：7.316mg/L。

胃肠道肿瘤标志物：CEA 49.17ng/ml，CA72-4 300U/ml，CA19-9正常。

结核菌素试验（PPD）、T-SPOT均阴性。

腹水常规：黄色浑浊有大凝块，黏蛋白定性（＋），总蛋白44g/L，白蛋白36g/L，ADA 9.7IU/L，细胞计数 $1760×10^6$/L（其中，中性粒细胞5%、淋巴细胞77%、间皮细胞12%、单核细胞4%、巨噬细胞2%）。腹水抗酸染色（－），腹水培养（－），腹水液基薄层未见肿瘤细胞。

影像学检查

胸腹部CT：两肺炎症，建议治疗后复查，肝脏右叶低密度灶，胆囊结石并胆囊炎，腹水，网膜增厚，胃窦部增厚（图29-1）。

胃镜：浅表性胃炎；结肠镜：结肠炎、直肠息肉。

腰椎CT：$L_{4\sim5}$椎间盘膨出并突出，$L_5\sim S_1$椎间盘突出，$L_{2\sim4}$椎间盘膨出。腰椎退行性改变。

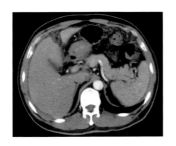 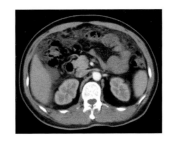

图29-1　腹部CT：肝脏右叶低密度灶，胆囊结石并胆囊炎，腹水，网膜增厚，胃窦部增厚

诊治经过

患者入院初步诊断考虑：① 腹水原因待查：癌性腹水？结核性腹水？② 胆囊结石并感染；③ 腰椎退行性变；④ 左腹股沟疝术后。给予利尿、营养支持等治疗。因患者存有压痛、反跳痛等腹膜刺激症状，考虑腹水原因如下：① 感染性腹水；② 癌性腹水；③ 化学性刺激所致腹水，如胆漏、胰漏、胃液刺激等。为明确腹水的性质，进一步行腹腔穿刺引流并进行病理检查，同时完善PPD、T-SPOT等检查排除结核感染。腹部CT提示胃窦壁稍厚，进一步完善肿瘤标志物检查提示CEA偏高，胃肠镜检查未见明确肿瘤征象，建议PET/CT，患者暂未考虑。腹水病理提示黏蛋白阳性，腹部增强CT提示网膜增厚，进而至外科在全身麻醉下行腹腔镜探查+腹壁结节活检术。术后病理回示：（壁腹膜及镰状韧带结节）查见黏液腺癌，结合免疫组化，符合胃肠道来源（图29-2）。免疫组化：Her-2（－），CDX2（＋），

CK20（＋），VILLIN（＋），MSH2无缺失（正常），MSH6无缺失（正常），PMS2无缺失（正常）。PD-L1：肿瘤细胞阴性。最终诊断：腹膜黏液腺癌，予以口服阿帕替尼治疗，但因无法耐受不良反应，改为顺铂腹腔灌注化疗。

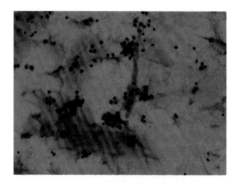

图29-2　术后病理：（壁腹膜及镰状韧带结节）黏液腺癌

病例解析

该患者主要特点为"果冻样腹水"，黏稠，难以抽取，该种腹水往往因蛋白含量较多或含有大量黏液所致，临床少见。但常见原因有二：腹膜恶性间皮瘤（peritoneal malignant mesothelioma）及腹膜假黏液瘤（pseudomyxoma peritonei，PMP）。其中前者系原发于腹膜间皮细胞的一种罕见恶性肿瘤，起病隐匿，主要症状为腹痛、腹胀、腹部包块、腹水、体质量减轻、发热和呕吐等，预后差，缺乏特异性诊断方法，确诊往往依赖于剖腹探查或腹腔镜检查。而腹膜假黏液瘤是一种以黏液外分泌性细胞为主，引起腹腔内大量胶冻状黏液性腹水为特征的疾病，国外有病理学家将其分为两类：播散性腹腔黏液腺瘤（disseminated peritoneal adenomucinosis，DPAM）和腹腔黏液癌病（peritoneal mucinosis carcinomatosis，PMCA）。多数学者认为良性DPAM来源于阑尾、卵巢，而恶性PMCA主要来源于胃肠道黏液腺。

本病例中患者以腹痛、腹胀为主诉入院，无任何前驱症状，实验室检查可见CEA明显升高，腹水中含有大量蛋白，抗酸染色、PPD及T-SPOT检查可除外结核所致腹水的可能，高度怀疑腹膜间皮瘤或腹膜假性黏液瘤。进一步追问病史及分析病情，患者无石棉、纤维等（恶性腹膜间皮瘤的高危致病因素）接触史，腹部影像学及胃肠镜检查未见实质脏器及胃肠道占位，腹水来源成谜。经外科腹腔镜活检、免疫组化标记，考虑为胃肠道来源黏液腺癌，诊断基本明确。

回顾患者诊治经过，就以下两点问题提出探讨：

1. 诊断经过如此曲折，原因可能为：① 病例少见，认识不足，经验匮乏；② 缺乏特异性检查方法，虽然影像学检查技术进步日新月异，但目前对该病尚无完美界定方法，仍需继续积累经验；③ 尚无特异性肿瘤标志物检查；④ 目前诊断依赖于腹腔镜活检或剖腹探查，但大部分人较难接受。

2. 治疗方案：目前临床上尚无特异性治疗方法，手术仍为首选治疗方案。但该病术后易复发，因此术后辅助化疗及无手术适应证者化疗治疗同样是重要的治疗手段，但目前仍缺乏临床循证医学研究。腹腔热灌注化疗（heated intraperitoneal chemotherapy，HIPC）技术在防治腹腔恶性肿瘤的腹腔内种植及减消腹水方面有独到优势，因此在治疗PMP中有良好效果。HIPC的常用抗癌药物有铂类、5-FU、丝裂霉素等，但目前对于治疗PMP药物的剂量、浓度、疗程、周期等相关研究较少。

病例点评

针对恶性腹水的细胞学检查准确性极高，但敏感性却很低，从大量腹水中寻找肿瘤细胞本就犹如大海捞针，何况是像果冻一样的少量腹水。所以对于不能明确原发病灶的恶性腹水，如果合并腹膜转移，腹腔镜探查+腹壁结节活检术确实是不错的选择，但往往是内科医师最后的也是最无奈的选择。该病例虽然最终给了患者一个答案，但仍存遗憾，病理免疫组化可以确定为胃肠道来源的黏液腺癌，但原发病灶究竟位于何处仍然是一个谜。

对于临床上经过上述手段均未能确诊病因的腹水患者，腹腔镜检查是一种最佳选择，并已被许多大规模的研究证实。腹腔镜检查在腹水的诊断方面具有其他检查手段所不能比拟的优势。① 能够直观地看到腹腔内的情况，探查盆腔各脏器、前腹壁腹膜、75%膈面、2/3肝脏表面、胆囊、阑尾、肠管浆膜面、部分十二指肠浆膜及胃前壁、胰腺体尾部及大网膜，可发现超声、CT、MRI无法发现的、直径1~2mm的微小病灶。通过特征性腹腔镜下表现，可做出初步诊断。② 能够在直视下、准确地对可疑组织进行病理检查，避免了腹穿腹膜活检、腹水找瘤细胞、腹水细菌培养的盲目性及阳性率低的缺点，提高了诊断率。腹腔镜检查确诊率高达82%～96%。另外，腹腔镜检查不仅可以避免损伤正常脏器、一旦病灶部位发现出血等并发症，可以在腹腔镜下进行结扎、止血等操作，具有安全性高，死亡率、并发症发生率低的特点。但该疗法仍有一定的局限性，毕竟是有创操作，对于实质和空腔脏器内部病变的发现和取活检有困难，且花费较高，对于患者的心、肺功能有一定的要求。

（杨学超　郎翠翠）

参 考 文 献

［1］Husain AN，ColbyTV，Ordó ezNG，et al. Guidelines for Pathologic Diagnosis of Malignant Mesothelioma 2017 Update of the Consensus Statement From the International Mesothelioma Interest Group［J］. Arch Pathol Lab Med，2018，142（1）：89−108.

［2］Ronnett BM，Yan H，Kurman RJ，et al. Patients with pseudomyxoma peritonei associated with disseminated peritoneal adenomucinosis have a significantly more favorable prognosis than patients with peritoneal mucinous carcinomatosis［J］. Cancer，2001，92（1）：85−91.

［3］de Bree E，Michelakis D. An overview and update of hyperthermic intraperitoneal chemotherapy in ovarian cancer［J］. Expert Opin Pharmacother，2020，21（12）：1479−1492.

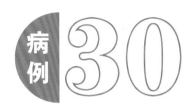

病例 **30**

阑尾黏液腺癌

病例特点

◎ 老年男性，既往冠心病、高血压、脑梗死病史。

◎ 以食欲缺乏、腹胀为主要临床表现。

◎ 查体：腹部饱满，触软，全腹无明显压痛、反跳痛，移动性浊音阳性。双下肢轻度水肿。心、肺无明显阳性体征。

◎ 常规强化CT、PET-CT、胃肠镜等检查未能发现原发病灶，腹腔镜探查过程中见右下腹有一囊性包块，与周围组织粘连，活检大网膜结节病理考虑高分化黏液腺癌，给予腹腔灌注联合口服化疗后明显好转。

病例摘要

患者，男，81岁。因"食欲缺乏、腹胀1个月余"于2016年11月18日入院。患者1个月余前无明显诱因出现食欲缺乏，进食量明显减少，伴腹胀，无恶心、呕吐，无腹痛、腹泻，无潮热、盗汗，无发热、畏寒，无尿黄及皮肤黄染，口服"气滞胃痛胶囊、附子理中丸、六味安消散"等药物后，症状无改善，腹围进行性增加，至当地医院行腹部超声提示腹水。为系统诊治，来我院就诊，门诊以"腹水待查"收入病房。

既往史：脑梗死病史1年，未遗留后遗症；冠心病病史20余年，口服脑心通、复方丹参片、阿司匹林治疗；高血压病史10余年，血压最高可达180/90mmHg，规律口服卡托普利降压治疗；前列腺增生病史10余年，未治疗。

个人史、婚育史、家族史无特殊。

入院查体

T 36.8℃，P 110次/分，R 22次/分，BP 138/80mmHg。神志清，精神欠佳，皮肤黏膜无黄染，未触及肿大淋巴结。心、肺查体无明显阳性体征。腹部饱满，腹壁见多发小结节，质硬，不活动，无触痛，全腹无明显压痛、反跳痛，肝、脾肋下未触及，移动性浊音阳性，双下肢轻度水肿。

实验室检查

血常规：血红蛋白103g/L；红细胞沉降率39mm/h。

尿、便常规：未见异常。

肝、肾功能：转氨酶、胆红素、肌酐未见异常，白蛋白26g/L。

肿瘤标志物：CEA 152.60ng/ml，CA199 1 244.9U/ml，CA724 20.17U/ml，CA125 70.6U/ml。

甲状腺功能：FT_3 2.64pmol/L，FT_4及TSH正常。

醛固酮、香草基杏仁酸：正常。

腹水分析：外观淡黄色清晰透明无凝块，黏蛋白定性（＋），细胞计数2 040×10^6/L，总蛋白58g/L。

影像学检查

胃镜：浅表性胃炎。

肠镜：结肠黑变病，结肠息肉。

外院腹部超声：腹水，左肾囊肿。

心脏超声：左心室早期舒张功能减退。

全腹强化CT：左侧肾上腺占位，双肾多发囊肿。网膜增厚，考虑转移性病变。右侧盆腔及左侧阴囊区囊性占位。膀胱壁增厚。腹水，盆腔积液（图30-1）。

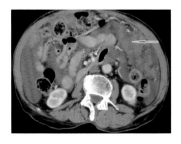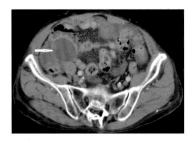

图30-1　腹部CT，左图箭头示网膜增厚，呈结节样改
变；右图箭头示阑尾囊性肿物

PET-CT：腹膜多发增厚，伴FDG代谢增高，腹水，考虑腹膜广泛转
移；右盆腔囊性占位，FDG代谢减低，不除外恶性，请结合病理。甲状腺
左叶结节。双肺多发索条灶；双侧胸膜轻度增厚；冠状动脉多发钙化斑块形
成。双肾多发囊肿；左肾上腺腺瘤；左侧睾丸鞘膜囊积液。脊柱退行性变；
双侧臀大肌FDG代谢增高，考虑良性。额窦及左侧上颌窦炎；腔隙性脑梗
死，老年脑改变（图30-2）。

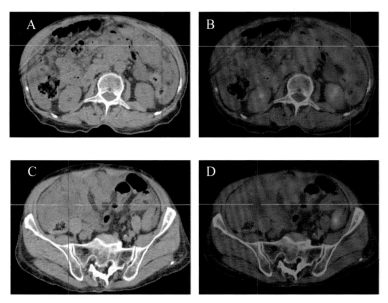

图30-2　PET-CT影像
A.腹膜多发增厚伴结节样增生；B.腹膜结节FDG代谢增高；
C.右盆腔囊性占位；D.右盆腔占位FDG代谢减低

病理检查

腹水细胞块：少量淋巴细胞及间皮细胞，黏液湖中可见少量上皮样细胞团；免疫组化：CK7（少量细胞＋），TTF-1（－），CK20（－），VILLIN（－），CDX-2（－），CR（部分＋），WT-1（－），P504S（－），PSA（－），MC（＋），结果支持间皮细胞增生，未见肿瘤细胞。

结肠息肉活检示结肠黏膜管状腺瘤，局部固有层色素沉着。

腹腔镜探查

右下腹有一囊性包块，大小约6cm×5cm×3cm，与周围组织粘连，大网膜、腹膜布满大量果冻样结节，大者直径约3cm，于大网膜处活检，快速病理及常规病理均示纤维结缔组织内见片状黏液湖，散在轻度异型黏液腺体（图30-3），符合黏液性肿瘤，考虑高分化黏液腺癌，请结合病史。

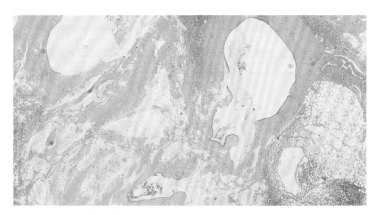

图30-3　网膜病理：纤维结缔组织内见片状黏液湖，散在轻度异型黏液腺体

诊 断

阑尾黏液腺癌并腹腔广泛转移。

治疗经过

腹腔置管引流后给予氟尿嘧啶+洛铂腹腔灌注，替吉奥口服化疗，同时给予补液、保肝等治疗，患者腹胀减轻，食欲改善，后又给予2个疗程的腹腔灌注及口服化疗，治疗期间耐受可，未再出现腹胀。

病例解析

该患者因"食欲缺乏、腹胀"入院，结合体格检查腹部膨隆，移动性浊音（＋），院外腹部超声示腹水，故腹水诊断明确。患者既往无肝炎、肺结核病史，入院前无发热、畏寒、盗汗，无腹痛，无活动后胸闷、喘憋、胸痛等，入院后完善血常规示血红蛋白轻度降低，白细胞计数正常范围，肝功能示转氨酶、胆红素在正常范围，白蛋白明显下降，心脏超声示心功能尚可，腹部CT未见肝脏形态及密度变化，不支持肝源性腹水、炎症性腹水、结核性腹水、心源性腹水。患者胃肠道肿瘤标志物三项均明显升高，腹水分析提示渗出液，虽反复3次行腹腔穿刺腹水细胞块检查均未见肿瘤细胞，仍考虑肿瘤性腹水的可能性大，需积极寻找原发灶。腹部强化CT示左侧肾上腺占位。网膜增厚，考虑转移性病变。右侧盆腔及左侧阴囊区囊性占位。膀胱壁增厚。PET-CT示左侧肾上腺腺瘤，左侧睾丸鞘膜囊积液，右侧盆腔囊性占位，FDG代谢减低，考虑良性的可能。甲状腺左叶结节，双侧臀大肌FDG代谢增高，考虑良性。胃肠镜检查未见肿瘤。分析上述检查结果，左肾上腺占位考虑腺瘤，进一步完善醛固酮、香草基杏仁酸检查，结果正常，考虑无功能腺瘤，暂无特殊处理。左侧阴囊区占位考虑睾丸鞘膜囊积液，给予对症处理。甲状腺左叶结节，进一步完善甲状腺功能示FT_3轻度下降，FT_4正常范围，考虑与进食量少、营养不良有关，且无表情淡漠、面色苍白、黏液性水肿等典型表现，不支持甲状腺功能减退性腹水，必要时可进一步行甲状腺穿刺活检排除甲状腺癌。双侧臀大肌FDG代谢增高，但未见占位性病变，暂不考虑此处肿瘤。胃肠镜检查可排除胃癌、结肠癌、胃肠道淋巴瘤等恶性疾病。该患者为男性，右侧盆腔主要脏器有阑尾、结肠，综上，考虑阑尾肿瘤并腹腔转移的可能。下一步可行腹腔镜下网膜活检术以明确诊断。腹腔镜探查右下腹有一囊性包块，大小约6cm×5cm×3cm，与周围组织粘连，大网膜、腹膜布满大量果冻样结节，大者直径约3cm，于大网膜处活检：纤维结缔组织内见片状黏液湖，散在轻度异型黏液腺体，符合黏液性肿瘤，考虑高分化黏液腺癌。大网膜、腹膜大量结节考虑为腹膜假黏液瘤（PMP），即肿块破裂，囊液流出导致癌细胞在腹腔内广泛种植形成。至此，该患者诊断为阑尾黏液腺癌并腹腔转移。查阅相关文献，目前对于原发性阑尾黏液腺癌的治疗以手术为主、化疗为辅。多主张行右半结肠切除术，若病变局限于黏膜，可行单纯阑尾切除术。但该患者已形成PMP，为肿瘤晚期，无法手术切除，最常采用细胞减灭手术，术中应用0.5% 5-FU溶液反复冲洗，术后早期首选腹腔内热灌注化疗（5-FU），还应联合静脉化疗（丝裂霉素、氟尿嘧啶及长春新碱/阿糖胞苷或奥沙利铂、亚叶酸钙）。鉴于该患者已81岁高龄，无法耐受手术及静脉化疗，于腹腔引流后给予5-FU+洛铂腹腔化疗，同时给予替吉奥50mg 每日2次口服治疗。患者腹水明显减少，食欲改善。后患者又进行2个疗程的上述治疗，其间未再出现腹水。

病例点评

阑尾肿瘤是消化道肿瘤发生率较低的器官，占胃肠道肿瘤0.2%～0.5%。主要包括类癌、腺癌和囊性腺癌。阑尾腺癌约占阑尾肿瘤的6%，又可分为黏液腺癌、结肠型腺癌、杯状细胞癌及印戒细胞癌。其中黏液腺癌是阑尾腺癌的主要病理类型，主要临床表现为右下腹疼痛及右下腹包块，好发于阑尾根部。当肿瘤阻塞管腔并继发感染时，症状与阑尾炎相同，并容易导致阑尾穿孔。也容易向回盲部浸润而形成肿块，一旦破裂，则囊液流出导致癌细胞在腹腔内广泛种植，形成PMP。阑尾黏液腺瘤的肿瘤标志物常明显升高，主要为CA125、CA199及CEA。影像学检查可见右下腹占位。该例患者主因阑尾腺癌出现腹腔内广泛种植，并向腹腔分泌黏液，与腹腔脏器抢占有限空间，挤压腹腔正常脏器而致腹胀、食欲缺乏等，经穿刺放腹水、腹腔灌注化疗联合口服药物化疗后效果明显。

该病发病率低，无明显特异性临床表现和辅助检查，诊断主要依赖阑尾术后病理活检，对临床医师而言仍是一个挑战。通过分析该病例，可以加深我们对阑尾黏液腺癌的认识，同时对于原因不明的腹水，常规行实验室及影像学检查、胃肠镜检查未能明确病因者，腹腔镜探查活检可协助诊断，有助于尽早采取合适的治疗方案改善患者预后。

（高占娟　马清珠）

参 考 文 献

［1］庄哲宏，谭诗成，陈钢，等.阑尾黏液腺癌3例诊治分析并文献复习［J］.中国普通外科杂志，2014，23（4）：530-532.

［2］陈小明，彭光喜，徐正水，等.原发性阑尾黏液腺癌1例［J］.世界华人消化杂志，2015，23（16）：2677-2680.

［3］Wei Chen，Jun-Wen Ye，Xiao-ping Tan，et al. A case report of appendix mucinous adenocarcinoma that recurred after additional surgery and a brief literature review［J］. BMC Surgery，2020，20（1）：182-185.

病例 31

系统性红斑狼疮引起的腹水

病例特点

◎ 中年女性，急性起病。

◎ 主要症状为腹胀。

◎ 查体：神清，精神可，腹部稍膨隆，未见胃肠型蠕动波，腹壁静脉无曲张，上腹部压痛，无反跳痛及肌紧张，Murphy征阴性，肝区无叩痛，移动性浊音阳性，肠鸣音2～3次/分。

◎ 患者大量腹水，一般措施治疗效果差。经激素、免疫抑制剂治疗有效。

病例摘要

患者，女，55岁。因"腹胀10天"于2020年6月10日入院。患者10天前无明显诱因出现腹胀不适，进食后腹胀加重，伴大便次数增多，无发热、寒战，无腹痛、腹泻，偶咳嗽、咳痰，患者发病后曾于当地医院行超声检查提示腹水，未行进一步治疗。今为进一步治疗，来我院就诊，行腹部超声提示：腹水，门诊遂以"腹水原因待查"收入院。

既往史：既往高血压病史10余年，间断口服硝苯地平对症治疗，血压控制一般。类风湿关节炎病史6年余，现长期口服艾拉莫得、硫酸羟氯喹、泼尼松片，余无特殊。

入院查体

T 36.1℃，P 79次/分，R 19次/分。腹部稍膨隆，未见胃肠型及蠕动波，腹壁静脉无曲张。腹肌软，上腹部压痛，无反跳痛及肌紧张，未触及包块，肝、脾肋下未触及，未触及肿大胆囊，Murphy征阴性，肝区叩痛阴性，移动性浊音阳性，肠鸣音2～3次/分。

实验室检查

血常规：中性粒细胞数6.50×10⁹/L、中性粒细胞比率77.60%、血小板计数63.00×10⁹/L。红细胞沉降率4mm/h。

肝、肾功能：白蛋白32g/L，直接胆红素8.2μmol/L，γ-谷氨酰转肽酶89U/L，间接胆红素19.0μmol/L，前白蛋白110.26mg/L，总蛋白59g/L。

胃肠道肿瘤标志物结果正常。

腹水分析：外观呈淡黄色清晰透明，黏蛋白定性（-）、白蛋白5g/L，葡萄糖6.86mmol/L，乳酸脱氢酶59.80IU/L，碱性磷酸酶9.50IU/L，细胞计数32×10⁶/L。腹水病理：未见肿瘤细胞。腹水抗酸染色未查到抗酸抗菌。

甲状腺功能：FT₃ 2.90pmol/L，FT₄ 12.65pmol/L，TSH 4.425mIU/L。

免疫球蛋白+补体+抗链球菌溶血素O+类风湿因子：补体C3 0.68g/L。

抗核抗体谱：细胞核型、IF-ANA（+）。

影像学检查

肝胆胰脾肾超声：轻度脂肪肝、胆囊壁水肿、右肾略小、腹水，建议结合其他检查。

妇科超声：老年子宫并子宫腔少量积液、腹盆腔积液。

心脏彩超：二、三尖瓣轻度反流，左心室早期舒张功能减退（Ⅰa期）。

腹部强化CT：胃体壁水肿增厚、脂肪肝、胆囊炎、左肾囊肿、腹盆腔积液、双侧胸腔积液（图31-1）。

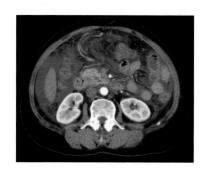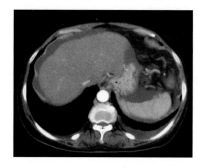

图31-1　腹部强化CT：胃体壁水肿增厚、脂肪肝、胆囊炎、左肾囊肿、腹盆腔积液、双侧胸腔积液

诊　断

按照最新系统性红斑狼疮指南，符合系统性红斑狼疮的标准。

治疗经过

给予利尿、激素、他克莫司、羟氯喹等治疗，患者病情较前明显好转。

病例解析

腹水是临床上经常遇到的症状和体征，比较常见的病因有肝硬化、肿瘤性、结核等，这些病因占临床90%，还有一些不常见的因素如心脏、肾脏、布加综合征、腹膜间皮瘤、自身免疫方面等。该患者起初主要表现为腹胀，临床查体无特殊性，经腹腔穿刺引流出腹水，腹水为漏出液，细胞病理未查找到抗酸杆菌和肿瘤细胞，患者红细胞沉降率不快，肿瘤标志物不高，肝功能示白蛋白不低，可排除肿瘤、肝硬化和结核引起的腹水。患者有类风湿关节炎的病史，血常规示血小板低，患者IFAN阳性，结合患者多浆膜腔积液、免疫球蛋白+补体、腹水性质、腹部CT等检查，符合风湿病学会制定的系统性红斑狼疮标准的第5、6、9、10、11条，诊断成立。系统性红斑狼疮是一种系统性自身免疫性疾病，临床表现类型较多，对多种脏器或器官均可造成损伤，临床常见浆膜腔积液，其中胸腔积液和心包积液较多，而腹水相对较少发生，单纯的消化道症状（腹水）就诊时更易误诊：当有消化道症状不明原因（腹胀、腹痛、呕吐、恶心等）的大量渗出性腹水时，排除肿瘤、感染等病因后，应考虑病因是否为系统性红斑狼疮，尤其是女性，应重视风湿疾病等相关检查。

病例点评

该患者起初在肝胆外科住院治疗，经治疗后效果欠佳，病因不清楚，经MDT（消化内科、血液科、肾内科、风湿免疫科）会诊后，最后诊断为系统性红斑狼疮引起，合并多系统的损害，治疗时间长，效果慢，经激素和免疫抑制剂治疗后病情较前明显好转。今后可多运用MDT等形式，使患者获益最大。

（王学昌　马清珠）

参考文献

［1］韦善学.不明原因腹水病因诊断分析［J］.内科，2009，4（4）：566-567.

［2］邓桃枝，韩向阳.以腹水等消化道症状为首发表现的系统性红斑狼疮10例报告［J］.中国医师杂志，2007，9（10）：1385-1386.

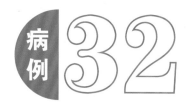

病例 32

胰源性腹水

病例特点

◎ 中年男性,急性起病。

◎ 以腹胀为主要表现。

◎ 查体:精神差,皮肤黏膜及巩膜黄染,心、肺无明显阳性体征,腹部膨隆,全腹无明显压痛及反跳痛,肝、脾触诊不满意,Murphy征阴性,移动性浊音阳性,肠鸣音4次/分,双下肢无明显水肿。

◎ 既往急性胰腺炎的病史,2个月后出现腹水,血、尿及腹水淀粉酶均高于正常,CT示胰腺囊肿,诊断明确。

◎ 治疗予以抑酸、减少胰液分泌、补充蛋白、营养支持等治疗。

病例摘要

患者,男,46岁。因"腹胀10天"入院。10天前出现全腹胀,进食后加重,伴腹围进行性增加,尿色深,无发热,来我院门诊行肝胆胰脾、腹水超声检查提示大量腹水,肝功能未见明显异常,血液分析未见明显异常,门诊以"腹水"收入院。

2个月前因"急性重症胰腺炎"于我院住院治疗,病情好转出院。

既往史：高血压8年，口服普萘洛尔、硝苯地平缓释片、卡托普利治疗，血压控制可。脑出血病史7年，遗留右侧肢体活动不灵。对复方新诺明、联磺甲氧苄啶片过敏。

个人史、婚育史、家族史无特殊。

入院查体

T 36.3℃，P 103次/分，R 20次/分，BP 120/90mmHg。神志清，精神差。全身皮肤、黏膜及巩膜未见黄染，未见肝掌及蜘蛛痣，颈部及锁骨上浅表淋巴结未及肿大。双肺呼吸粗，未闻及干、湿啰音。心界大，心律齐，未闻及杂音。腹部膨隆，全腹无明显压痛，无反跳痛，肝、脾触诊不满意，Murphy征阴性，移动性浊音阳性，肠鸣音4次/分。双下肢水肿，未见皮疹及出血点。

实验室检查

血液分析：白细胞计数7.52×10^9/L，中性粒细胞比率59.8%，红细胞4.07×10^{12}/L，血红蛋白110g/L，血小板计数12×10^9/L。

肝功能：ALT 13IU/L，AST 18IU/L，ALP 65IU/L，GGT 10IU/L。

总胆红素14.2μmol/L，直接胆红素3.4μmol/L，白蛋白25g/L。

腹水常规：雷氏（＋），细胞计数110×10^6/L，总蛋白33g/L，乳酸脱氢酶258IU/L。腹水抗酸染色：未查到抗酸杆菌。

血淀粉酶1 095.5IU/L，尿淀粉酶3 876IU/L，腹水淀粉酶3 996.5IU/L。

影像学检查

腹部强化CT：胰腺炎治疗后，胰腺假性囊肿形成，腹水，盆腔积液。

病例解析

患者因腹胀入院，患者2个月前有急性胰腺炎的病史，后出现腹腔大量积液，常见引起腹水的原因有肝源性、心源性、肾源性、营养不良性等，病毒筛查示乙肝阳性，但CT无肝硬化的表现，可排除肝源性引起的腹水。根据腹腔穿刺结果和腹水血淀粉酶结果，考虑胰源性腹水。有文献报道，引起胰源性腹水的病因中以胰腺假性囊肿多见，该患者入院后第2天CT报告示胰腺假性囊肿，与文献报道一致。胰源性腹水形成的机制有两个方面：① 胰腺分泌液经裂缝溢入腹腔。当富含胰酶的胰腺分泌液自炎性病灶、病变胰管的裂缝或胰腺囊肿破裂处溢入腹腔，即可引起化学性渗出性腹膜炎。裂缝修补手术后，腹水迅速消退且不再复发。② 阻塞理论。腹膜后胰十二指肠淋巴管阻塞引起乳糜性胰源性腹水，胰腺周围炎、胰腺假性囊肿、胰腺纤维化或炎症性肿大的淋巴结压迫阻塞了乳糜池而致淋巴内压升高和回流障碍。血淀粉酶升高、腹水淀粉酶上升和腹水蛋白含量增加（>30g/L）为本病的三联征。该患者符合本标准。治疗上主要包括全肠外营养、腹腔穿刺引流、生长抑素类药物等。上述措施可以提供足够的营养支持，减少胰腺分泌，减少腹水，促使破口闭合。通过内镜下放置胰管支架方式治疗胰性腹水已经有20余年的历史。保守治疗及内镜下治疗无效的患者需行外科手术。该患者经治疗后，腹胀较前好转，后出现胰腺囊肿包裹，建议外科手术治疗，后患者转诊上级医院。

病例点评

该患者血、尿及腹水淀粉酶均高，结合2个月前有急性胰腺炎病史和CT示胰腺假性囊肿，支持胰源性腹水。经反复腹腔引流后，患者腹胀较前好转。临床上胰源性腹水比较少见，治疗分为内科保守、内镜下治疗和外科手术治疗，但内镜下治疗和外科手术治疗干预的时机仍需结合患者的具体病情，多学科诊治会在胰源性腹水诊治方面起到非常重要的作用。

（郭欣欣　马清珠）

参考文献

[1] Karlapudi S，Hinohara T，Clements J，et al. Therapeutic challenges

of pancreatic ascites and the role of endoscopic pancreatic stenting ［J］. BMJ Case Rep，2014：2014204774.

［2］Kozarek RA，Jiranek GC，Traverso LW. Endoscopic treatment of pancreatic ascites ［J］. Am J Surg，1994，168（3）：223-226.

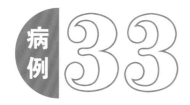

病例 33

肝囊肿破裂致腹水

病例特点

◎ 老年女性，急性起病。

◎ 以腹痛、腹胀为主要临床表现。

◎ 查体：双肺呼吸音粗，未闻及明显干、湿啰音。心率115次/分，心律齐，腹部膨隆，下腹轻压痛，无反跳痛。移动性浊音（＋），肠鸣音3次/分。双下肢轻度水肿。

◎ 辅助检查：腹部CT提示右肝囊性占位，腹腔内积液。

◎ 外科手术治疗后病情好转。

病例摘要

患者，女，60岁。因"腹痛、腹胀7天，血尿1天"入院。患者7天前无明显诱因出现腹痛，为下腹部阵发性疼痛，疼痛性质描述不清，多于活动后出现，平卧休息后约5分钟可缓解，伴肩背部放射，无腰痛，伴腹胀，腹围进行性增加，偶有反酸、胃灼热感，无恶心、呕吐，无腹泻、黑粪及血便，无里急后重，无食欲缺乏，无消瘦，无咳嗽、咳痰，无发热、畏寒、寒战，无胸闷、心悸，无眼睑、颜面部水肿。在外未行诊治。1天前出现血尿，伴尿量少，无尿后滴血，无排尿困难，无尿频、尿急、尿痛等不适。为求进一步诊治于我院，门诊以"腹水"收入我科。自发病以来，神志清，精神欠佳，饮食及睡眠欠佳，大便正常，小便如上，体重无明显增减。

既往史：慢性胃炎病史10余年，平素有反酸、胃灼热感、嗳气等不适，具体治疗不详；高血压病史2年余，血压最高170/100mmHg，平素服用尼群地平，血压控制尚可。腰椎滑脱病史2年余，偶有腰痛，未系统诊治。

个人史、婚育史、家族史无特殊。

入院查体

T 36.6℃，P 115次/分，R 20次/分，BP 125/77mmHg。神志清，精神欠佳，全身皮肤黏膜未见明显黄染，双肺呼吸音粗，未闻及干、湿啰音，心率115次/分，心律齐，腹部膨隆，无明显静脉曲张，未见胃肠型及蠕动波。腹肌软，下腹部轻压痛，无明显反跳痛，肝、脾未触及肿大，Murphy征阴性，肝区无叩痛，移动性浊音阳性，肠鸣音3次/分。双下肢轻度凹陷性水肿。

实验室检查

血常规+红细胞沉降率：白细胞计数10.56×10^9/L，淋巴细胞数1.08×10^9/L，淋巴细胞比率10.20%，中性粒细胞数8.94×10^9/L，中性粒细胞比率84.70%，红细胞2.96×10^{12}/L，血细胞比容0.264vol%，血红蛋白89g/L，红细胞沉降率99mm/h。

尿常规：细菌计数290.60/μl、隐血±cells/μl、比重1.010、细菌（高倍）52.31/HP。

大便隐血：阴性。

肝肾功能+血脂：唾液酸924mg/L，前白蛋白59.68mg/L，直接胆红素6.2μmol/L，γ-谷氨酰转肽酶77U/L，总蛋白57g/L，白蛋白34g/L，高密度脂蛋白0.67mmol/L，载脂蛋白A69.53mg/dl，血糖6.19mmol/L，钾3.20mmol/L，钠135.6mmol/L。

病毒筛查：乙肝核心抗体2.68（有反应性）S/CO。

出凝血机制：凝血酶原时间13.6秒，国际标准化比率1.31，凝血酶原时间比率1.32，凝血酶原时间活动度69.0%，D-二聚体7.10mg/L，纤维蛋白原降解产物27.90mg/L，纤维蛋白原8.30g/L。

肿瘤标志物：糖类抗原19-9 192.7U/ml，糖类抗原12 543.4U/ml，绝经前ROMA 23.9776%，绝经后ROMA 36.9767%。

影像学检查

全腹彩超示：肝脏多发囊肿。子宫腔积液、左附件区囊性回声、盆腹腔积液。双肾、双侧输尿管、膀胱未见明显异常回声。膀胱残余尿约306ml。

心脏彩超：二、三尖瓣轻度反流，左心室早期舒张功能减退（Ⅰa期）。

腹部CT提示右肝囊性占位，腹腔内积液（图33-1）。

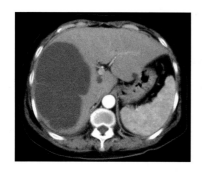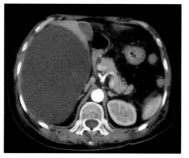

图33-1　腹部CT提示右肝囊性占位

诊疗经过

该患者急性发病，入院时表现为腹痛、腹胀，门诊阑尾彩超及妇科彩超均提示大量腹水，子宫腔积液、左侧附件区囊性回声。患者为老年女性，存在大量腹盆腔积液，左侧附件区囊性回声，入院前肿瘤标志物CA125、CA199升高，故接诊医师高度怀疑患者为肿瘤性腹水，考虑妇科肿瘤或肝胆肿瘤来源的可能性最大。为进一步明显诊断，完善腹水彩超定位，结果示肝右叶囊性回声（考虑囊肿），腹水（囊肿破裂所致？）。患者现腹水不排除肝囊肿破裂，随即完善腹部CT提示右肝囊性占位，腹水。经多学科医师会诊后考虑肝囊肿破裂导致腹水的可能。在全身麻醉下行腹腔镜肝囊肿去顶减压术，术中见探查见腹腔内大量巧克力样血性腹水，肝囊肿位于肝右叶，呈多房性改变，大小约18cm×16cm×16cm，分离囊肿与周围组织粘连，充分显露囊肿，切开囊壁，见其内囊液巧克力样血性腹水，共引出囊液约1600ml，囊腔内可见分隔，沿囊肿壁与正常肝组织交界处以超声刀切开，切除囊肿壁，行肝囊肿去顶减压，术中送快速病理示符合肝囊肿。

病例解析

　　肝囊肿是肝内单发或多发的囊性病变，临床上最常见的类型是单纯性肝囊肿，其次是多囊肝病（PLD）。单独性肝囊肿是常见的肝脏良性病变，可起源于先天肝内胆管发育异常、肝脏外伤、感染等诸多因素。多数单纯性肝囊肿患者无明显症状，很少危及生命，但部分难治性患者可反复发作导致重要脏器和血管压迫或反复出现囊内感染和出血，严重影响生活质量。大样本调查发现该病发生率约5.8%（2 631/45 319），尤其在女性患者中，随着年龄增长肝囊肿发生率也增加。肝囊肿增大可能与高水平雌激素暴露和雌激素受体过度表达有关；然而肝囊肿过度增大，囊内压力随之增加，可引起囊壁内皮细胞萎缩和坏死，引起囊肿破裂。关于肝囊肿破裂的治疗，肝囊肿开窗引流术又称去顶引流术，有创伤小、复发率低等优点而广泛采用。

病例点评

　　临床常见腹水主要分为肿瘤性、非肿瘤性两大类。肿瘤性腹水常来源于实体肿瘤及淋巴系统肿瘤、腹膜间皮瘤，可通过血液肿瘤标志物、影像学检查、腹水查找肿瘤细胞等方法来确诊。非肿瘤性腹水亦可通过病史、血液炎性指标、影像学检查、腹水分析及腹水细菌培养等多种方式确定具体原因。肝囊肿破裂引起腹水较少见，诊需要详细询问患者病史，结合影像学检查及实验室检查明确腹水的性质及可能的来源，该患者经相关检查后诊断明确，治疗及时，预后良好。

（许春红　卢　燕）

参考文献

［1］Kaltenbach TE，Engler P，Kratzer W，et al. Prevalence of benign focal liver lesions ultrasound investigation of 45 319 hospital patients ［J］. Abdom Radiol（NY），2016，41（1）：25-32.

［2］Marion Y，Brevartt C，Plard L，et al. Hemorrhagic liver cyst rupture：an unusual life-threatening complication of hepatic cyst and literature review［J］.Ann Hepatol，2013，12（2）：336-339.

［3］De Reuver P，Van Der Walt I，Albania M，et al. Long-term outcomes and quality of life after surgical or conservative treatment of benign simple liver cysts［J］. Surg Endosc，2018，32（1）：105-113.

病例 **34**

以腹胀、吞咽困难诊断的多发性骨髓瘤

病例特点

◎ 老年女性，慢性起病。

◎ 以腹胀、吞咽困难为主要临床表现。

◎ 查体：神志清，精神欠佳，双侧颌下红枣样大小的肿块，固定，无压痛，舌体肥大僵硬可见齿印。心、肺查体阴性。腹部触韧，全腹无压痛及反跳痛，肝、脾肋下未触及，移动性浊音阴性，双下肢无水肿。

◎ 骨髓穿刺及颌下腺穿刺病理组织学明确诊断。

病例摘要

患者，女，78岁。因"腹胀6个月，加重10余天"于2019年5月9日入院。患者6个月前无明显诱因出现腹胀，无腹围进行性增加，伴吞咽困难，伴嗳气、反酸、胃灼热，无腹痛，伴稀便，1～2次/日，为黄色不成形糊状便，平素间断口服健胃消食片及止泻药，上述症状减轻。10天前腹胀加重，进食后明显，伴头晕、乏力，仍伴有稀便，性状同前，伴咳嗽、咳痰，当地完善胸腹部CT，给予对症治疗效果欠佳。

既往史：双眼青光眼术后6年，胃底间质瘤内镜下切除术史8年。

个人史、婚育史、家族史无特殊。

入院查体

T 36.5℃，P 108次/分，R 23次/分，BP 104/65mmHg。神志清，精神欠佳，双侧颌下可见3cm大小的肿块，固定，轻压痛，舌体肥大僵硬，可见齿印（图34-1）。双肺呼吸音粗，未闻及干、湿啰音。心律齐，各瓣膜听诊区未闻及病理性杂音。腹韧，无肌卫，全腹无压痛及反跳痛，肝、脾肋下未触及，Murphy征阴性，肝肾区无叩痛，移动性浊音阴性，肠鸣音3次/分。双下肢无水肿。

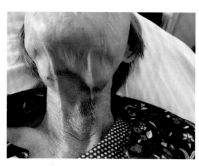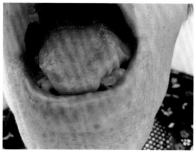

图34-1　查体可见双侧下颌下腺肿大（左图）；舌体见齿痕（右图）

入院前实验室检查

2019年5月2日（当地县医院）查血常规+红细胞沉降率：中性粒细胞比率79.20%，淋巴细胞比率12.30%，红细胞沉降率64mm/h。

甲状腺功能：FT_4 0.76ng/dl。

肝功能：总胆红素 31.77μmol/L，直接胆红素 13.39μmol/L，间接胆红素18.39μmol/L，CRP 56.35mg/L。

尿便常规未见明显异常。

免疫功能监测提示：补体C3下降，IgA、IgM下降。

入院前影像学检查

2019年1月9日（当地县医院）头颅磁共振平扫：脑内缺血灶。

2019年1月10日（当地县医院）上消化道钡餐：胃炎，十二指肠淤积。

2019年1月10日（当地县医院）喉镜：未见明显异常。

2019年3月11日（省某三甲医院）颈部强化CT：舌部饱满，密度疑似不均，双侧下颌下腺增大、饱满，颈部淋巴结肿大。

2019年3月19日（北京某三甲医院）舌针吸涂片：未见肿瘤细胞。

2019年3月23日（当地市医院）颈部强化磁共振：舌部增大饱满，舌尖部异常强化信号：胖大舌？自身免疫病？双侧颈部淋巴结肿大。

2019年5月2日（当地县医院）胸腹部CT：符合双肺炎症、胸腔积液表现，左心室显示较大，少量心包积液、少量胸腔积液、少量腹水、盆腔积液。

2019年5月2日（当地县医院）心脏彩超：双房大、主动脉瓣退行性变、二尖瓣反流（中-重度）、三尖瓣反流（轻度）、主动脉瓣反流（中度）、肺动脉高压（轻度）、心包积液（少量）、左心室假腱索、永存尤氏瓣。

入院后实验室检查

红细胞沉降率+血常规：红细胞沉降率27mm/h，血红蛋白106g/L。

出凝血机制、BNP、生化、病毒筛查（乙肝、丙肝、艾滋病、梅毒）、结核抗体、超敏CPR、尿便常规、CEA、CA199、抗核抗体、抗核抗体谱、血管炎谱、IgG4未见明显异常，EB病毒、血培养均未见异常。

卵巢肿瘤标志物：糖类抗原125 297.7U/ml；绝经前ROMA 45.34%，绝经后ROMA 74.76%。

痰培养结果：正常菌群（＋＋＋），白念珠菌（＋）。

入院后影像学及病理检查

妇科彩超：老年子宫并宫壁钙化灶形成盆腔积液。

颈部彩超结果：双侧颌下肿胀处为下颌下腺回声，右侧大小约3.7cm×3.0cm×1.2cm，左侧大小约3.2cm×2.6cm×1.2cm，回声尚均匀，光点略粗大。CDFI：未见明显异常血流信号。

颅脑磁共振：多发小灶性脑梗死；轻度脑白质变性；垂体后方长T_2信

号，建议随诊观察。

颈椎磁共振：$C_{3/4}$～$C_{6/7}$椎间盘向后突出，黄韧带稍增厚；颈椎退行性改变。

双侧下颌下腺针吸病理（图34-2）：较多形态温和的腺泡导管上皮细胞及小淋巴细胞，请结合临床。

骨髓涂片（图34-3）：浆细胞14%，多发性骨髓瘤。

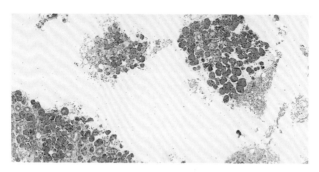

图34-2 下颌下腺针吸病理学：见较多形态温和的腺泡导管上皮细胞及小淋巴细胞，未见恶性征象，刚果红染色（＋）

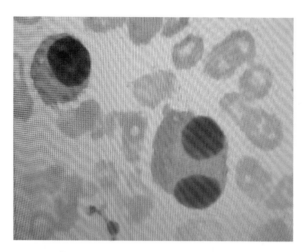

图34-3 骨髓涂片可见单核、双核浆细胞

胃镜检查示糜烂性胃炎（图34-4）。肠镜检查未见明显异常。病理：（贲门及窦大弯侧偏后壁）未见肿瘤细胞。

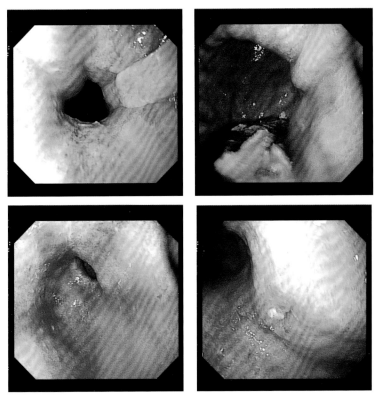

图34-4　胃镜见贲门、胃体、胃窦黏膜肿胀糜烂，条形红斑

病例解析

　　至此，诊断陷入僵局，是结缔组织病还是肿瘤？是非特异性炎症还是功能性疾病？诊断似乎近在咫尺，而又远在天涯。进一步回顾患者病情，患者主要症状为腹胀、腹泻、吞咽困难，该患者腹部CT提示少量腹水，因量较少未能行腹腔穿刺，胃肠镜未见明显器质性疾病，考虑不排除其他疾病的胃肠表现。吞咽困难分为口咽性吞咽困难、食管源性吞咽困难，口咽性吞咽困难表现为难以启动吞咽，常见病因包括干燥综合征、使用减少唾液流量的药物、脑卒中、重症肌无力、口咽部黏膜损伤、咽食管憩室、口咽颈部肿瘤等。食管性吞咽困难为吞咽开始几秒后出现吞咽困难，常见疾病包括反流性食管炎并狭窄、食管贲门肿瘤、贲门失迟缓症、嗜酸粒细胞性食管炎、食管

各种理化因素损伤、食管外血管等异常压迫食管等疾病。该患者吞咽困难，查体主要表现为下颌下腺肿胀，舌体肿大、僵硬，腹部触韧。该患者已行上消化道钡餐、胃镜检查，可排除机械性食管狭窄，已两次完善头颅磁共振未见脑卒中等中枢系统病变，喉镜未见咽部病变，颈部CT及磁共振均提示舌体病变，双侧下颌下腺肿胀、颈部淋巴结，曾行舌及下颌下腺针吸活检未见实体肿瘤细胞，目前考虑非肿瘤细胞浸润所致肿大，常见原因为病毒感染、干燥综合征、淀粉样变性等，而合并舌体肥大的疾病需高度怀疑淀粉样变性。

同病理科沟通后行下颌下腺穿刺组织及胃活检组织行刚果红染色，就此揭开神秘面纱，（左下颌下腺及右颌下穿刺细胞块）特殊染色结果：刚果红染色（＋），结晶紫染色（＋），结果支持淀粉样变，请结合临床。（胃窦大弯侧偏后壁）活检：特殊染色结果：刚果红染色（＋），结晶紫染色（＋），结果支持淀粉样变，请结合临床。并进一步完善游离轻链检测，LAM游离轻链50.9mg/L，KAP游离轻链1 400mg/L，均明显升高，免疫固定电泳，免疫球蛋白G 阳性，M蛋白γ区阳性，K轻链阳性。尿本周蛋白阴性；骨髓涂片：浆细胞14%，多发性骨髓瘤。

转入血液科骨髓并行流式检测及胸腔穿刺，胸腔积液可见0.1%单克隆浆细胞，考虑为骨髓瘤细胞胸膜浸润。诊断：多发性骨髓瘤（IgGκ型ⅡA期）、多系统淀粉样变性（舌体双侧下颌下腺、胃肠道、自主神经病变、心脏、胸膜），给予PCD（硼替佐米+环磷酰胺+地塞米松）方案化疗1个周期。后患者吞咽困难有所改善，双侧下颌下腺约花生米样大小，较前缩小，复查骨髓、游离轻链、免疫功能检测显示病情较前好转，但患者呈衰竭状态，合并肺部感染、心脏浸润导致血压低、休克，患者家属最终放弃治疗。

病例点评

淀粉样变性是由于淀粉样蛋白沉积在细胞外基质，造成沉积部位组织和器官损伤的一组疾病，常见受累器官有心脏、肝、肾、神经、胃肠道、皮肤、舌、淋巴结等，确诊依靠活检发现淀粉样物质，其中刚果红染色是最特异的染色方法。本患者病变累及舌部、下颌下腺、心脏、胸膜、胃肠道，不排除肺等器官，表现为舌体肥厚、僵硬、固定，下颌下腺肿大、心脏增大、低血压、胸腹腔积液、胃潴留、胃黏膜病变、腹泻、肺炎等，而无肾、肝累及征象。追溯该患者病史，早在发病初期就已有淀粉样变的相应症状，但终因认识不足而未能及时诊断，延误了治疗。该病例能够最终确诊的关键在于临床医师综合分析所有资料后能够想到淀粉样变性的诊断，进而提示病理科医师对活检标本进行刚果红染色。通过这一病例的经验教训，提示广大临床医师要具备丰富的多学科疾病知识储备及开阔的诊断思路。

（李文杰　郎翠翠）

参考文献

［1］Perfetto F，Moggi-Pignone A，Livi R，et al. Systemic amyloidosis：a challenge for the rheumatologist［J］. Nat Rev Rheanmtol，2010，6（7）：417-429.

［2］中国系统性淀粉样变性协作组，国家肾脏疾病临床医学研究中心. 系统性轻链型淀粉样变性诊断和治疗指南［J］. 中华医学杂志，2016，96（44）：3540－3548.

［3］刘晓霞，武金宝. 胃肠道淀粉样变性研究进展［J］. 胃肠病学，2018，23（2）：116-119.

［4］刘丁，刘刚. AL型淀粉样变性病20例临床特点分析［J］. 首都医科大学学报，2010，31（3）：416-419.

［5］Dingli D，Tan TS，Kumar SK，et al. Stem cell transplantation in patients with autonomic neuropathy due to primary（AL） amyloidosis［J］. Neurology，2010，74（11）：913-918.

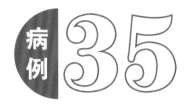

消化系统受累为主的淀粉样变性

病例特点

◎ 老年男性，急性起病。

◎ 以消化系统受累为表现起病，病变累及胃肠道、肝、心脏、肺、肾。

◎ 病情进展迅速，无有效药物治疗，预后差。

病例摘要

患者，男，62岁。因"食欲缺乏1年，加重1个月余"于2016年11月1日入院，患者1年前无明显诱因出现食欲缺乏，进食量明显下降，进食后无明显不适，无乏力，无恶心、呕吐，未行系统治疗，于4个月前因"阵发性听力减退"去山东省职业病医院就诊，行腹部彩超示：肝内钙化灶，胆囊息肉，慢性胆囊炎声像图；肝功能检查未见明显异常，回家后自行服用中药治疗"胆囊炎"。于1个月前食欲缺乏较前加重，并伴有明显乏力，尿发黄，大便次数增多。多次来我院就诊，于2016年10月13日门诊行胃、结肠镜检查示：糜烂性胃炎，十二指肠球炎，结肠炎，HP弱阳性。2016年10月30日上腹部MR示：肝、脾实质异常信号，代谢性病变所致不能除外；S3段、S6段异常信号；肝多发小囊肿；脾点状异常信号，考虑钙化及含铁血黄素沉积的可能性大；胆囊炎；腹腔及双侧胸腔积液。2016年10月31日查肝功能示：谷氨酰转肽酶182IU/L，碱性磷酸酶439IU/L，总蛋白63g/L，白蛋白28g/L。今为求进一步治疗，门诊以"肝损害低蛋白血症"收入病房。

既往史：高血压病史20年余，血压最高达140/90mmHg，平素自服中药治疗（具体用药情况不详），治疗效果欠佳；有阵发性听力减退多年。

个人史：饮酒史20余年，每日约150g，无吸烟史，余无特殊。

婚育史、家族史无特殊。

入院查体

T 36.4℃，P 76次/分，R 19次/分，BP 110/80mmHg。神志清，精神尚可，皮肤黏膜无明显黄染，双肺呼吸音粗，双下肺呼吸音低，未闻及干、湿啰音。心率76次/分，律齐，未闻及病理性杂音。腹部膨隆，无压痛、反跳痛，肝肋下4cm可触及，表面光滑，质韧，脾未触及，肠鸣音4次/分。双下肢无水肿及出血点。

实验室检查

血、尿、肝肾功能检查结果分别见表35-1至表35-3。

表35-1 血液分析结果

日期	WBC（×10⁹/L）	RBC（×10¹²/L）	PLT（×10⁹/L）	中性粒细胞（×10⁹/L）	中性粒细胞比率（%）	ESR
2016年10月31日	正常	正常	467	正常	46.5	21
2016年11月30日	25.56	正常	453	21.95	86	无
2016年12月5日	14.21	4.39	350	11.99	84.4	无
2016年12月14日	13.45	正常	269	正常	78.5	无

表35-2　尿液分析结果

日期	尿蛋白	24小时蛋白定性	24小时尿蛋白定量（mg）
2016年11月6日	微量白蛋白		
2016年11月9日	2+	++	1 301.2
2016年11月28日	3+		

表35-3　肝、肾功能检查结果

日期	2016年10月31日	2016年11月6日	2016年11月11日	2016年11月18日	2016年11月29日	2016年12月5日	2016年12月8日	2016年12月14日
ALT（U/L）	正常	14	13	11	63	20	13	14
AST（IU/L）	正常	27	27	24	227	63	45	57
ALP（IU/L）	439	303	366	323	580	394	456	867
GGT（IU/L）	182	129	120	90	199	109	137	210
ALB（g/L）	28	24	26	22	24	25	21	27
TBIL（μmol/L）	正常	13.1	21.1	29.8	211.9	357.5	386.8	625.6
DBIL（μmol/L）	正常	6.1	12.5	20.3	136.6	303	331.9	519.4
IBIL（μmol/L）	正常	5.8	8.6	9.5	75.3	54.4	54.9	106.2
Cr（μmol/L）		54	53	65	121	119	124	130
BUN（mmol/L）		2.1	3.1	4	14.6	23.2	21.3	17.4

表35-4 出凝血机制检查结果

日期	2016年11月1日	2016年11月18日	2016年11月27日	2016年12月5日	2016年12月8日	2016年12月14日
凝血酶时间（s）	17.3	18.3	16.4	17.4	19.9	15
活化部分凝血酶时间（s）	44.1	49.6	41.4	47.9	47.6	–
活化部分凝血酶比率	1.42	1.7	1.31	1.65	1.64	1.13
纤维蛋白原（g/L）	4.0	44.43	0.56	2.42	1.23	–
凝血酶原时间活动度（%）	76	81	53	66	68	77
INR	1.16	1.13	1.53	1.3	1.3	1.17
纤维蛋白原降解产物（mg/L）	7.0	44.43	124.6	31.76	48.38	–
D-二聚体（mg/L）	3.4	17.99	55.7	11.42	15.75	–

大便常规：褐色软便、白细胞1~4个/HP、红细胞（＋＋）/HP、隐血阳性、脓细胞0~1个/HP。

甲胎蛋白、病毒筛查、肝抗原抗体谱、抗核抗体谱、抗中性粒细胞胞浆抗体+基底膜抗体、免疫蛋白电泳、尿本周蛋白、铜蓝蛋白未见明显异常。

免疫功能检测：白蛋白（Albumin）48.1%，α_1球蛋白（Alpha 1）6.1%，α_2球蛋白（Alpha 2）15.5%，β_2球蛋白（Beta-2）7.4%，补体C3 1.69g/L。

铁代谢指标：转铁蛋白饱和度17.21%，总铁结合力43μmol/L，血清铁7.4μmol/L。

影像学检查

2016年8月7日（山东省职业病医院）腹部彩超示：肝稍大，肝右叶多发钙化灶，轻度脂肪肝，胆囊炎，胆囊息肉样病变。

2016年10月30日上腹部MR：肝、脾实质异常信号，代谢性病变所致不能除外；S3段、S6段异常信号；脾脏点状异常信号，考虑钙化及含铁血黄素沉积可能性大；胆囊炎；腹腔及双侧胸腔积液。

2016年11月6日全腹B超：弥漫性肝大，胆囊壁水肿，前列腺增生，腹水。

2016年11月8日全腹强化CT：肝脏密度不均，结合临床。肝脏左叶低密度灶。腹腔多发淋巴结肿大。腹盆腔积液，右侧胸膜腔积液（图35-1）。

2016年11月2日心电图：窦性心律，ST-T改变。

2016年11月26日心电图：广泛前壁ST段抬高型心肌梗死。

2016年11月2日心脏彩超：左心房大，主动脉瓣退行性并轻度反流，二、三尖瓣轻度反流，EF 65%，室间隔及左心室壁厚度未见明显异常。

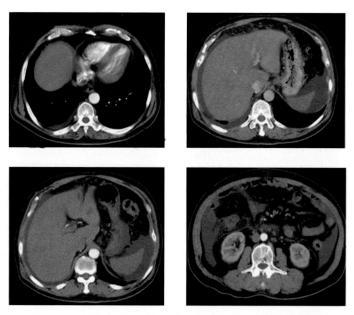

图35-1　全腹强化CT提示肝脏密度不均，肝脏左叶低密度灶。腹腔多发淋巴结肿大。腹盆腔积液，右侧胸膜腔积液

胃肠镜及病理结果

2016年10月13日胃镜：胃体、胃角、胃窦、十二指肠多发片状红斑（图35-2）。肠镜：全结肠散在多发小片状糜烂及充血斑（图35-3）。

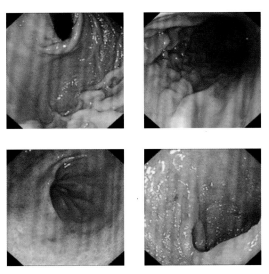

图35-2　胃镜：胃体、胃角、胃窦、十二指肠多发片状红斑

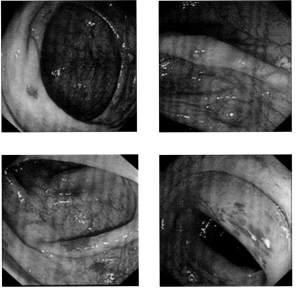

图35-3　肠镜：全结肠散在多发小片状糜烂及充血斑

2016年11月17日胃镜：胃体、胃窦及十二指肠散在片状糜烂，分别于胃体、胃角、胃窦及十二指肠取检。

2016年11月18日病理：

（十二指肠球部）活检：小组织3块，小肠黏膜慢性活动性炎，绒毛轻度萎缩，未见潘氏腺及十二指肠腺，固有层内可见大量均质红染物沉积，细胞成分减少，小血管管壁增厚，倾向淀粉样变性，请结合临床。

（胃窦）活检：小组织1块，未见黏膜肌层，黏液型黏膜慢性炎（＋），活动性（＋），肠上皮化生（－），HP（－），固有层内可见大量均质红染物，细胞成分减少，小血管管壁增厚，倾向淀粉样变性，请结合临床。

（胃体）活检：小组织3块，未见黏膜肌层，泌酸型黏膜慢性炎（＋），活动性（＋），肠上皮化生（－），HP（－），固有层内可见大量均质红染物，倾向淀粉样变性（图35-4）。

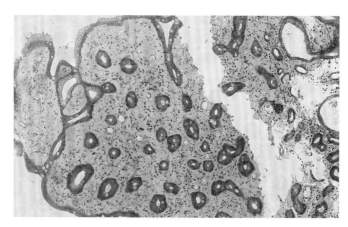

图35-4　胃体病理（10×）：固有层内可见大量均质红染物，细胞成分减少，小血管管壁增厚，倾向淀粉样变性

（胃角）活检：小组织1块，未见黏膜肌层，黏液型黏膜慢性炎（＋），活动性（＋），肠上皮化生（－），HP（－），固有层内可见大量均质红染物，倾向淀粉样变性，请结合临床（图35-5）。

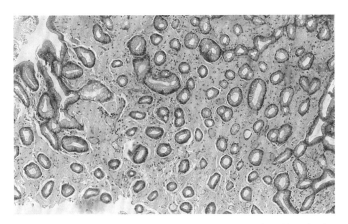

图35-5 胃角病理（10×）：固有层内可见大量均质红染
物，细胞成分减少，小血管管壁增厚，倾向淀粉样变性

治疗经过

　　入院后结合患者症状、体征及门诊辅助检查，入院诊断考虑肝功能损害、糜烂性胃炎及结肠炎，给予保肝、抑酸、调节肠功能及营养支持对症治疗，患者症状改善不明显，肝功能异常原因不明确，诊断不明确，进一步明确诊断。完善相关检查提示病变累及胃肠道、肝及肾，考虑代谢性疾病淀粉样变性的可能，再次行胃镜检查取病理，胃镜提示胃角、胃窦、十二指肠多发片状红斑，分别于胃角、胃体、胃窦、十二指肠活组织检查，多部位病理均提示倾向淀粉样变性，结合病理结果，该患者淀粉样变性（累及肝、胃肠道、肾）诊断成立。2016年11月22日患者出现腹泻，2016年11月23日出现腹痛及腹水增加，腹腔穿刺提示渗出液，诊断为自发性腹膜炎，病变累及腹腔，给予抗感染治疗。2016年11月26日患者出现心悸、胸闷、大汗，急行心电图提示急性心肌梗死（$V_1 \sim V_6$）、频发室性期前收缩，诊断为急性心肌梗死（广泛前壁）、心律失常频发室性期前收缩，病变累及心脏，给予静脉溶栓、抗血小板、抗凝、调脂、提升血压、控制心律失常、改善心功能及其他对症支持治疗，治疗过程中出现心源性休克、肺部感染，病变累及肺。经上述治疗后心功能、肺部感染好转，肝功能无改善，逐渐出现胆汁淤积，总胆红素最高至625μmol/L，2016年12月17日出现少尿甚至无尿，诊断为急性肾

衰竭，患者于2020年12月19日死亡。

病例解析

该病例可从两个方面入手：消化道症状及多系统受累。① 患者近1年来食欲缺乏、乏力、尿黄、大便次数多，进行性加重，经对症治疗无明显好转，胃镜及肠镜检查提示胃炎及结肠炎，未见明显溃疡及肿瘤，单纯胃炎及结肠炎无法解释上述症状。患者存在尿黄、肝大、肝功能异常，肝功能异常可引起食欲缺乏、乏力及尿黄。常见引起肝功能异常的原因有病毒性因素、药物性因素、酒精性因素、自身免疫性因素，完善甲肝、乙肝、丙肝、戊肝均未见明显异常，肝抗原抗体谱、抗核抗体谱、抗中性粒细胞胞浆抗体＋基底膜抗体均未见明显异常，病毒性及免疫性因素所致肝功能损害可排除。患者长期饮酒及服用中药1个月，酒精性及药物性肝功能损害需排除。单纯酒精性及药物性肝损害大多仅有肝功能损害表现，患者一般情况较好，很少累及多系统，且保肝治疗有效，该患者一般情况较差，除酒精性及药物性因素外尚需考虑其他因素。② 患者存在食欲缺乏、乏力、肝大、多浆膜腔积液、尿蛋白阳性，病变累及消化道、肾、多浆膜腔，支持代谢性疾病。上腹部MR提示肝、脾实质异常信号，代谢性病变所致不能除外；腹部超声提示肝弥漫性增大，考虑到肝代谢性疾病或代谢性疾病引起的消化道表现。患者无发热、皮疹、溃疡及关节疼痛，系统性红斑狼疮、血管炎、关节炎、风湿病等代谢性疾病不支持，肝脏代谢性疾病主要见于：① 血色病。分为原发性、继发性，原发性主要是铁代谢异常，继发性多见于反复输血或长期服用铁剂药物。临床表现包括皮肤改变及铁代谢指标异常，该患者不符。② 肝豆状核变性。主要是铜代谢异常，临床上有典型的角膜K-F环及铜蓝蛋白的异常，该患者不符。③ 肝糖原沉积症。为糖原合成障碍性疾病，临床上可表现为空腹低血糖症状，该患者不符。④ 肝淀粉样变性。为少见疾病，症状缺乏特异性，主要表现为食欲缺乏、乏力等不适，可以累及多个脏器，累及肝脏主要表现为转肽酶及碱性磷酸酶升高，转氨酶可正常或轻度异常，肝脏弥漫性增大，经治疗后转肽酶可恢复正常，但肝大无法改变。如累及肾脏，可出现蛋白尿表现，心脏受累可出现心脏结构和功能的改变，部分患者可见舌体肿大。该患者高度怀疑此病的可能。肝穿刺活检意义较大，患者存在腹水，且肝脏明显肿大的淀粉样变性患者由于肝被膜紧张，肝穿刺有引发肝破裂或肝出血的危险，胃黏膜组织活检风险较小，再次胃镜及活组织检查，胃多处组织病理均倾向淀粉样变性，结合患者症状、体征及辅助检查结果，淀粉样变性（累及肝、胃肠道、肾）诊断成立。该患者治疗过程中出现心肌梗死、心力衰竭、感染，符合淀粉样变性的疾病特点。该病例诊断过程曲折，主要在于我们对该疾病认识不足，通过此病例，加强我们对淀粉样变性疾病认识，提高诊断水平，使患者得到及时准确的治疗。

淀粉样变性是多种原因引起的一组临床症候群，其特点为淀粉样蛋白质物质在组织中沉积，可以沉淀在局部或全身，皮肤、脂肪、肌肉、关节、心脏、肾、消化道、内分泌腺、肝、脾等均可沉积。淀粉样物质主要是多糖蛋白复合体，在光镜下呈无定形的均匀的嗜尹红性物质，刚果红染色后光镜下观察可见特异的苹果绿色荧光。

临床表现：淀粉样变性常累及多系统多器官，其临床表现取决于所累及的器官和受累器官的损伤程度。常受侵犯的器官有肾、心脏、肝、胃肠道、舌、脾、神经系统、皮肤等。受累器官表现为器官肿大及功能障碍。例如肾脏受累，表现为双肾弥漫性病变、肿大、蛋白尿、血尿或肾病综合征，最终发展为肾衰竭。心脏受累，表现为心肌肥厚、心脏扩大、传导阻滞、心功能不全。肝脏受累，表现为肝大、肝功能不全。舌受侵犯，表现为巨舌、疼痛、说话困难等。此外，关节、肌肉、呼吸道、内分泌腺体也可受侵犯而有相应临床表现。若骨髓受累或凝血因子与淀粉样蛋白结合，也可出现血象异常及出血倾向。心包和胸膜受累可引起心包积液、胸腔积液。

诊断：主要根据病变部位的活检来诊断，皮肤、肌肉、牙龈、直肠、骨髓、皮下脂肪等部位的组织经刚果红染色鉴定可确诊。

治疗：目前淀粉样变性尚缺乏特异有效的治疗，对各类淀粉样变蛋白的治疗重点是降低淀粉样变前体蛋白的生成，对受损脏器保护、替代和支持治疗。

预后：本病预后较差，大多死于心脏、肾衰竭和肺炎等继发感染。

病例点评

该病例为累及全身多个系统的淀粉样变性，为少见病，以消化道症状为首发，病情进展快，诊断过程曲折，从该病例我们总结的经验是消化系统疾病病因复杂，当疾病累及多个器官时，可能是全身系统疾病的胃肠道表现。

（刘丽凤　焉　鹏）

参考文献

［1］Wechalekar AD，Gillmore JD，Hawkins PN. Systemic amyloidosis. Lancet，2016，387（10038）：2641-2654.

［2］Ebert EC，Nagar M. Gastrointestinal manifestations of amyloidosis. Am J Gastroenterol，2008，103（3）：776-787.

［3］陈灏珠，林果为，王吉耀. 实用内科学［M］.14版.北京：人民卫生出版社，2013：2671-2672.

右侧膈疝

病例特点

◎ 青年女性，急性起病。

◎ 右上腹疼痛为主。

◎ 腹部CT提示右侧膈疝。

◎ 手术治疗后效果好。

病例摘要

患者，女，44岁。因"腹痛20小时"入院。患者20小时前无明显诱因出现腹痛，以右上腹部和脐周为著，呈持续性疼痛，阵发性加剧，伴后腰部疼痛，呼吸时可加重，坐位可减轻，平卧位可加重，伴恶心、呕吐数次，非喷射性，呕吐物为胃内容物，无发热，无反酸、胃灼热感，无尿痛及肉眼血尿，至当地县医院就诊，给予输液治疗后，缓解不明显，至我院就诊，门诊以"腹痛原因待查"收入病房。

入院查体

生命体征平稳，上腹部饱满，上腹及脐周压痛，无反跳痛，肝、脾肋下未触及，肝区无叩痛，Murphy征可疑阳性。

影像学检查

急症全腹CT提示右侧膈疝（图36-1）。

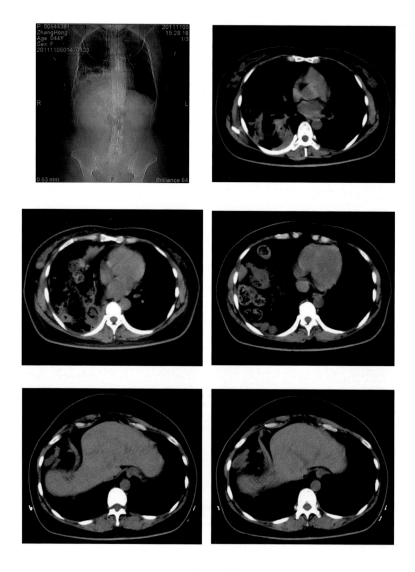

图36-1　CT示右侧膈疝

诊　断

右侧膈疝。

治疗经过

外科手术。

病例解析

　　本患者的突出特征为右上腹部及脐周疼痛、呼吸加重，恶心、呕吐。首先考虑该患者最可能的诊断为胆囊结石并胆囊炎。胆囊结石并胆囊炎，通常表现为右上腹痛，伴发热、消化不良等表现，如有结石嵌顿，可出现胆绞痛，难以忍受，查体：Murphy征可疑阳性，影像学检查提示胆囊体积明显增大、肿胀，"双边征"，但该患者右上腹疼痛，无发热，为持续性钝痛，可以耐受，半卧位减轻，平躺加重，与典型的胆囊结石并急性胆囊炎表现不符。胆总管结石，胆源性胰腺炎，发病前无进食油腻食物、暴饮暴食、饮酒等诱因，通常伴剧烈腹痛，难以忍受，弯腰屈膝位减轻，肝功能提示转氨酶及胆红素、转肽酶等明显升高，该患者查体无黄疸、尿黄，无发热，血淀粉酶等指标不高，血液分析未见明显白细胞及中性粒细胞比率升高表现，诊断该病的证据不充分。胆道蛔虫病患者幼年曾有蛔虫病病史，如为胆道蛔虫所致，可出现剑突下钻顶样疼痛，突发突止，查体与临床表现不符，但患者目前生活条件尚可，无不洁饮食，疼痛部位及疼痛性质不支持该诊断。肠系膜栓塞性疾病，多有心房颤动、下肢静脉血栓等病史，表现为腹痛、便血等。查体：腹膜炎体征，影像学检查可表现肠壁水肿增厚等，该患者无高危因素，不支持该诊断。患者临床表现无法用常见疾病解释，进一步完善腹部CT，结果回示右侧膈疝？

　　本病例诊断为右侧膈疝，为罕见病例。右侧膈疝是膈疝的一种。膈疝是由于胸腹腔内压力的差别和腹腔脏器游动度大，腹腔器官疝入膈肌上方形成。按病因分为先天性和后天获得性。临床上以先天性和创伤性多见。而成人非创伤性膈疝临床极少见。本病例中患者无重大外伤史及胸腹部手术史，因此该病例考虑为非创伤性先天性膈疝，这在临床中非常少见。膈疝的成因考虑与膈肌先天性发育异常有关，另外还与膈肌强度下降及局部炎症有关。因膈肌的肌性各部之间结合部缺乏肌纤维，形成膈的薄弱区，而胸肋三角和腰肋三角则是膈疝的好发部位。另外左侧膈肌多孔，具有膈疝形成的潜在因素。右侧膈肌有肝脏保护，且孔小，故临床上又以左侧多见。而本例为右侧非创伤性先天性膈疝，在临床中极其罕见。

胸骨旁裂孔疝是位于胸骨和肋骨连接部后面的隔缺损。该病在临床上较为罕见，占先天性膈疝的1%~1.5%。90%发生在右侧，8%发生在左侧，2%为双侧，多有完整疝囊，儿童期很少出现症状，40岁以后或腹压增高时才有症状。该病例中，患者幼年无症状，40岁以后发病，且为非创伤性膈疝，为右侧膈疝，根据胸骨旁裂孔疝临床表现，考虑该患者为胸骨旁裂孔疝的可能性大，但是依据腹部CT，该患者疝入胸腔的位置与胸骨旁裂孔疝的疝入位置不符，可排除胸骨旁裂孔疝。依据疝入的切入点，考虑为腰肋三角膈肌薄弱所致的可能性更大，这与影像学表现更吻合。

胸腹裂孔疝（Bochdalek疝），大部分发生在左侧，胃、部分大肠和小肠、脾以及肾的上极均可疝入胸腔。发生于右侧时，部分或全部肝脏会疝入胸腔。缺损大小不等，疝入内容物少时，可无症状。疝入内容物多时，可出现呼吸困难，甚至危及生命。该患者不属于该类疝。

膈疝的诊断手段为多层螺旋CT多平面重组技术，可使膈疝的诊断准确率大大提高。诊断明确后应尽早施行手术治疗，以免形成粘连或并发绞窄性疝。成人非创伤性膈疝可因呼吸衰竭而猝死，国内外有见报道。手术可经腹或经胸途径进行。随着腔镜技术的发展，胸腔镜或腹腔镜治疗膈疝均取得满意效果，并且并发症发生率低、创伤小、住院时间短及恢复快等优点。总之，有效的疝修补、避免复发是治疗的关键。

病 例 点 评

　　成人非创伤性膈疝少见，有引起呼吸循环功能障碍导致猝死的可能，故延误诊断有一定的风险。但随着影像学检查的普及，多可经CT检查及时明确诊断。经腔镜的疝修补治疗创伤小而疗效确切，是膈疝的首选治疗方案。

（王金燕　赵景润）

参 考 文 献

　　［1］吴阶平，裘法祖，黄家驷. 外科学［M］. 6版. 北京：人民卫生出版社，1999：1495.

　　［2］Ahmed Nasr，Annie Fecteau. Foramen of Morgagni Hernia：Presentation and Treatment［J］. Thorac Surg Clin，2009，19（4）：463-468.

　　［3］Cigdem MK，Ohen A，Okur H，et al. Associated Malformationsin Morgagni Hernia［J］. Pediatr Surg Int，2007，23（11），1101-1103.

　　［4］王忠平，李杰，曾家乐，等. 成人先天性膈疝猝死1例［J］. 法医学杂志，2007，17（2）：117.

　　［5］DeAlwis K，Mitsunaga EM. Sudden death due to nontraumatic diaphragmaitc hernia in an adult［J］. Am J Forensic Med Pathol，2009，30（4）：366-368.

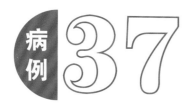

病例 **37**

以急腹症为首发表现的系统性红斑狼疮

病例特点

◎ 中年女性，急性起病。

◎ 以突发腹痛伴恶心、呕吐为主要临床表现。

◎ **查体**：生命体征平稳，神志清，精神差，痛苦貌，面色苍白。腹平坦，触软，左上腹及下腹压痛，无反跳痛，肝、脾肋下未触及，移动性浊音阴性，肠鸣音弱，双下肢无水肿。腹痛症状重，而体征轻。

◎ 完善腹主动脉CTA及心电图等检查未见明显异常。

◎ 持续腹痛不缓解，行剖腹探查术，见肠壁明显充血水肿，抽吸约2 000ml淡血色积液。

◎ 术后完善抗核抗体谱阳性。

◎ 给予大剂量激素、环磷酰胺后症状缓解。

病例摘要

患者，女，54岁。因"突发腹痛16小时"入院。患者入院前16小时进食西红柿后突发腹痛，全腹持续性隐痛，阵发性加重，伴有恶心、呕吐，呕吐5次，呕吐胃内容物，呕吐后无缓解，伴有腹泻4次，无便血，无发热。无胸闷、胸痛。在当地医院输液治疗（具体不详），腹痛较前加重，疼痛时间延长，间隔时间缩短，无便血，行全腹强化CT提示"结肠水肿明显"，为进一步诊治收入我科。

既往史：腹腔镜子宫切除术后1年，腰椎骨折术后4个月余，右下肢局限性血栓4个月余，目前口服华法林治疗。确诊溶血性贫血4个月余，长期口服泼尼松片治疗，初始60mg qd口服1个月，目前口服10mg qd。对青霉素、头孢类、磺胺类药物过敏。

个人史、婚育史、家族史无特殊。

入院查体

T 36.5℃，P 74次/分，R 17次/分，BP 106/78mmHg。神志清，精神差，痛苦貌，面色苍白。全身皮肤黏膜及巩膜未见黄染，锁骨上及颈部浅表淋巴结未触及肿大，未见肝掌及蜘蛛痣，双肺呼吸音粗，未闻及干、湿啰音，心律齐，未闻及杂音，腹平坦，未见腹壁静脉显露及曲张，触软，左上腹及下腹压痛，无反跳痛，肝、脾肋下未触及，移动性浊音阴性，肠鸣音弱，双下肢无水肿。

实验室检查

2016年5月11日（外院）血常规：白细胞计数6.96×10^9/L，红细胞2.20×10^{12}/L，血红蛋白68g/L，血细胞比容0.21，血小板计数189×10^9/L。

尿常规：尿蛋白（＋）。

出凝血机制：D-二聚体2.52ng/ml。

生化全项、血淀粉酶结果正常。

影像学检查

腹主动脉CTA：腹主动脉及分支未见明显异常；小肠壁增厚并周围炎性病变，结合临床；右肾囊肿；肝囊肿（图37-1）。

立位平片：立位腹部未见异常。

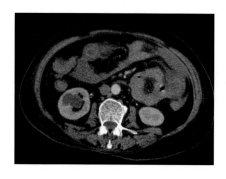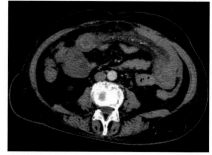

图37-1　腹主动脉CTA：腹主动脉及分支未见明显异常；
小肠壁增厚并周围炎性病变，结合临床；右肾囊肿；肝囊肿

诊　断

系统性红斑狼疮，肠系膜血管炎。

病例解析

　　该患者以急性腹痛为首发症状，门诊完善腹部CT提示结肠水肿明显，入院后完善相关辅助检查、腹主动脉CTA检查除外腹主动脉瘤及肠系膜血栓性疾病，复查血尿淀粉酶未见明显异常，给予禁饮食、胃肠减压、抑制消化酶分泌补液、抗感染等治疗效果欠佳，患者仍有持续腹痛，伴有腹胀明显，腹围明显增加，请胃肠外科会诊，不除外肠坏死，结合患者及其家属意见，行剖腹探查，术中见腹腔内有淡血性液体约2 000ml，小肠中段约30cm肠管水肿、充血，未见明显肠坏死梗阻表现。给予冲洗腹腔后关腹。术后患者仍有腹痛。

　　术后第4天自身抗体检查结果报告示，Sm（＋＋＋），CENP-B（＋），ds-DNA（＋＋＋），Nucleosome（＋＋＋），Histone（＋＋＋），免疫球蛋白升高，补体低，结合患者既往溶血性贫血病史，追问病史，诉近1年来脱发明显，有反复口腔溃疡，符合系统性红斑狼疮（SLE）的诊断标准，遂转入风湿免疫科后给予足量激素、生长抑素及止痛药物治疗后症状逐渐好

转，患者康复出院。

该患者1年前曾因贫血入住血液科，回顾当时病历，患者存在多系统受累的特点：溶血性贫血、脱发、蛋白尿等。酶标法所测自身抗体均阴性；IFANA及ANA-15未测。根据当时相关辅助检查，考虑SLE的可能性大，至本次发病时病史4个月，激素减量过程中出现急性腹痛，相关检查提示肠壁水肿明显，大量淡血色渗出液，红细胞沉降率及C反应蛋白水平中度升高，IL-6明显升高（965.2pg/ml）提示急性炎症，认为患者肠系膜血管炎的可能性大，但累及小血管及微血管，CTA不能有效提示。

SLE的临床症状多样，早期症状多不典型，多累及皮肤、浆膜、关节、肾、神经系统和消化系统等，SLE相关胃肠损伤是SLE表现之一，可表现为食欲减退、腹痛、呕吐、腹泻、腹水等，部分患者以上述症状为首发，少数可并发急腹症，如胰腺炎、肠坏死、肠梗阻，这些往往与SLE活动性相关，且以急腹症样症状就诊。其中像本例患者胃肠道血管炎最为罕见，也最为致命，患者多以腹痛起病，往往为弥散性，多位于下腹部，可同时伴有恶心、呕吐、腹泻、腹胀等表现。30%～50%的SLE患者合并胃肠损伤，肠系膜血管炎的发生率为0.2%～9.7%。研究认为，狼疮所致胃肠血管炎是SLE相关胃肠症状的最常见原因，其发病机制包括肠系膜及肠壁小血管免疫复合物、补体沉积及炎细胞浸润，可有小血管内血栓形成，导致肠系膜小动脉管壁增厚和闭塞，引起肠黏膜水肿、肠缺血、溃疡、出血、梗阻甚至穿孔。影像学检查对SLE相关胃肠损伤的诊断有重要价值。腹部增强CT可表现为节段性肠管扩张、肠壁增厚水肿，典型者肠管呈"靶形"表现，肠系膜异常表现为肠系膜血管充盈增粗，典型者呈"梳齿状""栅栏样"排列。SLE相关胃肠损伤对糖皮质激素反应良好，一旦诊断明确，应及时应用激素治疗，可同时应用环磷酰胺（CTX）冲击治疗。另外，症状严重者可辅以禁食、胃肠减压、营养支持等治疗。

通过分析该病例，我们可以认识到系统性红斑狼疮为代表的结缔组织病可以以急性腹痛为主要临床表现而就诊。由于抗核抗体谱检查结果的延迟性限制了其不能及时确诊。对于急腹症患者，尤其病情进展迅速的情况下，拟行剖腹探查的患者，我们需要重视腹部查体及复查影像学检查，或许能避免不必要的外科手术。随着SLE早期诊断手段的增多和治疗水平的提高，SLE预后已明显改善。急性期患者的死亡原因主要是SLE的多脏器严重损害和感染，尤其是伴有严重神经性狼疮和急进性狼疮性肾炎者；慢性肾功能不全、肺动脉高压和药物（尤其是长期使用激素）的不良反应，包块感染和早期动脉粥样硬化等，是SLE远期死亡的主要原因。

病例点评

回过头来看这个病例，如果将患者的溶血性贫血、尿蛋白、脱发等联系起来，结合抗核抗体的结果，那么 SLE 的诊断就很明确了，就容易想到患者的腹痛与 SLE 所致的肠系膜血管炎有关，患者可能避免一次手术。这个病例再次提示我们，用一元论来进行疾病的诊断，全面分析患者病情的重要性。同时，在急腹症的诊断时，思路要广，除了消化系统疾病，其他系统的疾病也要考虑到。

（吕汝西　焉　鹏）

参考文献

［1］Nozari N，Divsalar P. Systemic lupus erythematosus presenting with a fatal intestinal vasculitis：a case report［J］. Middle East J Dig Dis，2014，6（3）：162-164.

［2］郭小梅，任洁.急性腹痛起病的系统性红斑狼疮一例并文献复习［J］.海南医学，2018，29（18）：2647-2648.

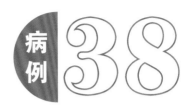

病例 38

铅中毒致腹痛

病例特点

◎ 青年男性，急性起病。

◎ 以反复发作腹痛为主要临床表现，程度剧烈，不惜自残以缓解疼痛。

◎ 查体：神志清，精神差，痛苦貌。心、肺查体未见明显异常。腹部平坦，触软，剑突下及右上部压痛，无反跳痛，肝脾肋下未触及，Murphy征阴性，叩诊鼓音，肝区、肾区无叩痛，移动性浊音阴性，肠鸣音3次/分。双下肢可见皮肤破损、渗液及色素沉着，以右侧为著。

◎ 血铅浓度升高，驱铅治疗有效。

病例摘要

患者，男，28岁。因"腹痛40余天"入院。患者40余天前受外伤后出现右上腹及脐周阵发性疼痛，性质难以描述，与呼吸、体位、进食无明显相关性，无肩部及腰背部、腹股沟区放射痛，每次持续时间几分钟至半小时不等，腹痛剧烈时影响进食、生活及睡眠；近期腹痛剧烈时曾用烟头烫下肢皮肤来缓解疼痛。就诊于多家医院，具体治疗不详，效果欠佳，为行进一步诊疗，就诊于我院急诊，行上腹部CT未见异常，血液分析提示中度贫血，以"腹痛待查"收入我科病房。

既往史：1型糖尿病病史10余年，自诉平素应用胰岛素皮下注射及口服降血糖药物控制血糖，空腹血糖7mmol/L左右；高血压病史5个月，规律口服降压药物（药名不详），血压控制在正常范围。

个人史、婚育史、家族史无特殊。

入院查体

T 36.7℃，P 90次/分，R 23次/分，右上肢 BP 180/100mmHg，左上肢BP 185/100mmHg。神志清，精神欠佳，痛苦貌，皮肤黏膜及巩膜无黄染，睑结膜及甲床苍白，浅表淋巴结未触及。心、肺查体无明显阳性体征。腹部平坦，触软，剑突下及右上部压痛，无反跳痛，肝、脾肋下未触及，Murphy征阴性，叩诊鼓音，肝区、肾区无叩痛，移动性浊音阴性，肠鸣音3次/分。双下肢可见皮肤破损、渗液及色素沉着，以右侧为著。

实验室检查

2016年6月16日（外院）血液分析：白细胞计数$8.5×10^9$/L，血红蛋白83g/L，血小板计数$214×10^9$/L。

肾功能：尿素氮17.5mmol/L，肌酐173.1μmol/L，血钾5.5mmol/L。

贫血三项：维生素B_{12} 1 399pg/ml。

糖化血红蛋白：6.3%。

尿常规：尿糖（＋＋＋），隐血（＋＋＋），蛋白（＋＋），酮体（±）。

2016年6月18日（外院）尿常规：红细胞计数20.4/μl，管型（低倍）2.44个/HPF，酮体（＋），蛋白质（＋＋＋），葡萄糖（＋）。

2016年8月1日（我院）血常规：血红蛋白86g/L；生化全项：白蛋白30g/L，葡萄糖11.4mmol/L。

影像学检查

2016年6月18日（外院）泌尿系B超：膀胱崤梁化、膀胱残余尿100ml。

2016年6月19日（外院）腹部B超：左肾集合系统回声分离。

2016年8月1日（我院）腹部CT：直肠及膀胱壁增厚。

2016年8月1日（我院）腹主动脉CTA：未见明显异常。

诊治经过

再次询问病史，患者目前从事毛绒玩具加工工作，完善铅镉检测，提示血铅313.29μg/L，该值明显升高，但尚未高于正常值的3倍，诊断性应用依地酸钙驱铅治疗，2天后患者腹痛明显缓解，好转出院，继续驱铅治疗。

病例解析

该患者以腹痛为主要表现，腹痛特点为：① 局限于右上部及脐周；② 阵发性发作，每次持续时间不等；③ 无放射痛；④ 腹痛与呼吸、体位、进食无关；⑤ 腹痛发作时成都剧烈；⑥ 反复发作，持续时间长。患者发病前有外伤史，且血液分析提示中度贫血，需首先警惕迟发性脏器破裂所致，但多次腹部B超及CT不支持该诊断，血红蛋白无下降趋势亦不支持该诊断。患者腹痛发作时程度剧烈，但腹部查体提示腹部触软，症状与体征不符，结合患者入院时血压明显高于正常，需警惕腹部血管性疾病如腹主动脉夹层、肠系膜上动脉夹层等，腹主动脉CTA检查不支持，且双上肢血压无明显差别、入院后多次测血压均在正常范围除外高血压诊断。患者多次尿常规化验可见红细胞、蛋白，需警惕泌尿系结石所致腹痛，但腹部查体时双肾区无叩痛，多次泌尿系B超及腹部CT均未见泌尿系结石，排除该诊断。总结患者化验结果中的异常项目如血红蛋白、尿常规、肾功能，进一步完善免疫学指标如ANA、ANCA系列，均为阴性，排除免疫性疾病。至此，临床诊断陷入僵局。

铅中毒的原因包括职业暴露（电池生产、铸造工作、涂装和建筑、采矿），存留的子弹及涂铅油漆的破旧房屋（异食癖患者）、传统药材（密陀僧、黑锡丹、红丹、爽身粉等)、化妆品外，还包括铅涂料的长期使用、铅管和水箱污染的水源及使用含铅炊具和铅釉陶器等。患者回忆称玩具填充物外包装曾注明铅含量高。铅吸收的主要途径是呼吸道和消化道。当体内铅蓄积到一定水平时，对各个器官造成不同程度的损伤，比如，儿童主要是神经发育和认知功能产生不利影响，成年人可表现为腹痛、便秘、恶心、呕吐、肝功能损伤、贫血、精子量减少、肾病及脑病等。另外，铅中毒还会抑制卟啉合成酶即氨基乙酰丙酸酸脱水酶（ALAD）和铁螯合酶，从而干扰卟啉合成导致贫血。

因该患者合并1型糖尿病，且已经出现视物模糊及下肢麻木感，诊断为糖尿病视网膜及神经病变，所以入院时肾功能异常想当然地认为是糖尿病并发症，虽然贫血也可能是肾功能不全导致的肾性贫血，但贫血程度与肾功能不全程度不符。再次询问病史，结合职业情况及化验异常结果，怀疑铅中毒，血铅异常、驱铅治疗有效印证了临床推测，但该患者牙龈黏膜未见铅线。

该病例提醒我们，详细询问、结合病史在临床诊断中的重要性，并用一元论去解释临床症状、体征及异常化验。

病 例 点 评

铅中毒的诊断首先是要有接触史，所以完整的病史采集是最重要的。其次是要发现铅中毒的一些蛛丝马迹，比如部位不确定而剧烈的腹痛，但体征却很轻微；轻度贫血，红细胞游离原卟啉和锌卟啉升高；牙龈的铅线等。

（冯　倩　赵景润）

参 考 文 献

［1］Centers for Disease Control and Prevention （CDC）. Very high blood lead levels among adults-United States，2002-2011［J］. MMWR Morb Mortal Wkly Rep，2013，62（4）：967-971.

［2］Hore P，Ahmed M，Nagin D，et al. Intervention model for contaminated consumer products: a multifaceted tool for protecting public health [J]. Am J Public Health, 2014, 104 (8): 1377-1383.

[3] Pfadenhauer LM, Burns J, Rohwer A, et al. A protocol for a systematic review of the effectiveness of interventions to reduce exposure to lead through consumer products and drinking water [J]. Syst Rev, 2014, 15 (3): 36.

[4] Ye HH, Jeong JU, Baek NJ, et al. A Case of Lead Poisoning due to a Mixture of Talisman Ash [J]. Ann Occup Environ Med, 2013, 25 (1): 37.

[5] Gupta N, Goswami B, Singh N, et al. Lead poisoning associated with Ayurvedic drug presenting as intestinal obstruction: a case report [J]. Clin Chim Acta, 2011, 412 (1-2): 213-214.

[6] 赵秋妮, 张恒东, 陈林, 等. 某蓄电池厂工人血铅水平及其与血锌原卟啉的相关性 [J]. 环境与职业医学, 2017, 34 (4): 311-315.

[7] Gracia RC, Snodgrass WR. Lead toxicity and chelation therapy [J]. Am J Health Syst Pharm, 2007, 64 (1): 45-53.

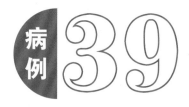

焦虑抑郁评估干预口干消瘦待查

病例特点

◎ 老年女性，病情反复。

◎ 以间断口干3年，近1年来体重下降明显为主要临床表现。

◎ 查体：精神可，消瘦貌，睡眠差，无食欲亢进，无多尿，无皮肤黏膜及巩膜黄染，腹平软，全腹无压痛及反跳痛，心、肺无明显阳性体征。

◎ 排除糖尿病、甲状腺功能亢进、干燥综合征等疾病，常规抑酸、黏膜保护剂、助消化助眠等治疗效果欠佳，应用抗抑郁焦虑药物疗效显著。

病例摘要

患者，女，63岁。因"间断口干3年，消瘦1年"于2016年11月21日入院。患者3年前无明显诱因出现口干，自述饮水后可缓解。近1年体重下降约7 kg，无食欲亢进，无多尿，曾测血糖无异常。无腹痛、腹胀，无恶心、呕吐，无反酸、胃灼热。2016年4月12日于我院门诊行钡餐检查提示胃炎，2016年10月25日腹部超声检查提示胆囊多发结石并胆囊炎，2016年11月19日头颅CT提示双侧脑梗死，以"口干，消瘦待查"收入院。

既往史：胃炎、胆囊多发结石、胆囊炎病史多年，未治疗。脑梗死病史多年，未遗留后遗症。26年前因异位妊娠行手术治疗，否认肝炎等传染性疾病密切接触史，否认高血压、糖尿病、冠心病病史。

个人史、婚育史无特殊。

家族史：父亲因肺结核去世。

入院查体

T 36.4℃，P 75次/分，R 16次/分，BP 146/85mmHg。神志清，精神可，自主体位，查体合作，全身皮肤黏膜及巩膜无黄染，无皮疹及出血点，未见肝掌、蜘蛛痣，浅表淋巴结未触及，心、肺查体无明显阳性体征，腹平软，全腹无压痛及反跳痛，肝、脾肋下未触及，移动性浊音阴性，肠鸣音3次/分，双下肢无水肿。

实验室检查

IF-ANA（1∶100）阳性，生化全项、病毒筛查、出凝血机制、胃肠道肿瘤标志物、血糖、甲状腺功能、血液分析+红细胞沉降率、尿液分析、放免FT_3、FT_4、hTSII、抗核抗体谱均未见明显异常。

影像学及内镜检查

头颅CT：双侧脑梗死。

腹部B超：胆囊多发结石并胆囊炎。

胸部正位：未见明显异常。

胃镜：幽门管溃疡A2期，并幽门螺杆菌感染。

肠镜：未见明显异常。

病例解析

该患者3年来口干，近1年来体重明显降低。按以上两条线索寻找病因。① 口干、消瘦常见原因是糖尿病，患者多次测血糖水平正常，尿糖无异常，无明显多饮多尿，该患者不支持糖尿病诊断。② 反复口干可见于甲状腺功能亢进，常表现为口干、多饮、食欲亢进、进行性消瘦，伴烦躁不安，甲状腺功能监测有助于诊断。患者近1年来食欲欠佳，甲状腺功能监测正常。③ 干燥综合征可有眼干、口干等不适，可有猖獗齿，抗核抗体谱有利于诊断。患者无明显眼干、牙齿片状脱落症状。抗核抗体谱正常。该患者经完善实验室检查，IF-ANA（1∶100）阳性，生化全项、病毒筛查、出凝血机制、胃肠道肿瘤标志物、血糖、甲状腺功能、血液分析+红细胞沉降率、尿液分析、放免FT$_3$、FT$_4$、hTSH、抗核抗体谱均未见明显异常。头颅CT：双侧脑梗死。腹部B超：胆囊多发结石并胆囊炎。胸部正位：未见明显异常。胃镜：幽门管溃疡A2期，并幽门螺杆菌感染。肠镜：未见明显异常。

结合患者辅助检查结果，糖尿病、甲状腺功能亢进、干燥综合征免疫性疾病不支持。给予抑酸、黏膜保护剂、助消化助眠治疗效果欠佳。患者睡眠差，给予焦虑抑郁量表评估提示患者存在重度焦虑和抑郁，联系心理精神科会诊，进行心理监测，考虑神经症，试用西酞普兰、坦度螺酮等药物治疗，同时给予积极的健康教育，进行针对性的心理治疗。患者症状逐渐好转，随访数月，无不适。

通过分析该病例，我们在关注生物医学范畴的疾病诊疗过程中，对快速准确甄别患者是否合并精神心理异常适应证给予对症治疗应有充分认识，有助于提升患者的康复效果、加快康复进程。

病 例 点 评

随着生物医学模式向生物-心理-社会医学模式转变，住院患者焦虑抑郁的相关研究也越来越受到大家的普遍关注，在综合性医院的住院患者中存在焦虑抑郁情绪等心理障碍的现象已十分普遍，相关研究显示，综合医院消化内科门诊患者抑郁、焦虑症状的阳性率为15%～67%。焦虑抑郁情绪有可能会导致人体自主神经紊乱，引起胃部平滑肌痉挛，导致胃部不适，消化系统疾病与焦虑抑郁情绪互为因果关系。如果不采取积极的干预措施，将不利于消化系统疾病的痊愈，严重损害患者的身心健康。

　　医院焦虑抑郁量表是一种广泛应用于综合医院临床诊疗评估焦虑、抑郁情绪的自评性量表，借助此评估工具可以快速准确地甄别患者是否合并精神心理异常，使患者及其家属理解精神心理因素对症状的影响，并给予有效的心理疏导或抗焦虑抑郁治疗，必要时转诊至精神心理专科，以缓解患者的焦虑抑郁情绪，提升患者的康复效果，加快康复进程。

（房春芳　焉　鹏）

参考文献

　　［1］朱虹，贾竑晓，韩世辉.精神分裂症自我异常的神经心理学研究进展［J］.国际精神病学杂志，2010，37（2）：82-85.

　　［2］Cardoso G，Alexandre J，Rosa A. Depression，anxiety andalcohol abuse in a gastroenterology intensive care unit：prevalence and detection［J］. Clin Pract Epidemiol Ment Health，2010，6：47－52.

　　［3］谢玲，饶慧燕，欧阳莉，等.医院焦虑抑郁量表在综合医院内科住院患者中的应用研究［J］.当代医学，2016，22（35）：20-22.

后记

　　不积跬步，无以至千里。整理病例的过程，也是对病例诊治的临床思维再度审视的过程。站在现在回望过去，对疾病会有更好的认识。看着这本病例集逐渐成形，正如襁褓中的婴儿在牙牙学语中慢慢学会蹒跚走路，欣喜之情难以言表，唯愿它能经历风雨，茁壮成长。